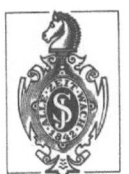

R. Grossarth-Maticek

Kognitive Verhaltenstherapie

Rauchen Übergewicht
Emotionaler Stress

Springer-Verlag
Berlin Heidelberg NewYork 1979

Dr. Ronald Grossarth-Maticek
Graimbergweg 2
6900 Heidelberg

zur Zeit:
Forschungs-Projekt
Sozialwissenschaftliche Onkologie
Hauptstraße 27
6900 Heidelberg

ISBN-13: 978-3-540-09372-5 e-ISBN-13: 978-3-642-81338-2
DOI: 10.1007/ 978-3-642-81338-2

CIP-Kurztitelaufnahme der Deutschen Bibliothek. *Grossarth-Maticek, Ronald:*
Kognitive Verhaltenstherapie: Rauchen, Übergewicht, emotionaler Stress / R. Grossarth-Maticek. – Berlin, Heidelberg, New York: Springer, 1979

Das Werk ist urheberrechtlich geschützt. Die dadurch begründeten Rechte, insbesondere die der Übersetzung, des Nachdruckes, der Entnahme von Abbildungen, der Funksendung, der Wiedergabe auf photomechanischem oder ähnlichem Wege und der Speicherung in Datenverarbeitungsanlagen bleiben, auch bei nur auszugsweiser Verwertung, vorbehalten. Bei Vervielfältigungen für gewerbliche Zwecke ist gemäß § 54 UrhG eine Vergütung an den Verlag zu zahlen, deren Höhe mit dem Verlag zu vereinbaren ist.

© by Springer-Verlag Berlin Heidelberg 1979

Gesamtherstellung: Fotokop, Wilhelm Weihert KG, Darmstadt
2126/3140-543210

Geleitwort

Gesundheitsrisikoprobleme wie Rauchen, Übergewicht, Depressivität, Belastung, Unkontrolliertheit der Gefühle unter anderen rücken zunehmend in den Gesichtskreis des Mediziners, sei es aus Gründen der Prävention oder Therapie bzw. Rehabilitation somatischer Störungen. Es sind Risikoverhaltensweisen in dem Sinn, daß ihnen ohne notwendige somatische Vorbedingungen eine ursächliche Rolle in der Erzeugung oder Verschlechterung körperlicher Erkrankungen zugeschrieben wird. Von ihrer erfolgreichen Behandlung verspricht man sich eine Verhütung oder Besserung von Beschwerden, und es gibt in der Tat bereits Experimente, deren Ergebnisse diese Erwartungen stützen, wenngleich wir uns hier noch in den Anfangsstadien der Forschung befinden.

Gemessen an der internationalen wissenschaftlichen Literatur hat sich bei den Risikofaktoren die Verhaltenstherapie als Therapie der Wahl entwickelt. Dies ist keine neue, zusätzliche Therapieart, sondern die Nutzung naturwissenschaftlicher Methoden für psychologische Therapien schlechthin, d.h. Verhaltenstherapie ist der Generalnenner für wissenschaftliche Therapieforschung im Gegensatz zu den spekulativen, nicht quantifizierenden Psychotherapien. Im deutschen Sprachraum muß die Verhaltenstherapie in der Medizin, kurz Verhaltensmedizin, erst Eingang finden. Hierbei mitgeholfen zu haben ist ein Verdienst von Herrn Grossarth-Maticek.

Dieser Autor hat sich als gelernter Soziologe im Rahmen seiner interdisziplinären Sozialforschung und der medizinischen Soziologie hochaktuellen therapeutischen Anwendungsbereichen zugewandt. Es ließe sich viel Kritisches über dieses Buch sagen; wir wollen uns hier aber nur auf die positiven Aspekte beschränken.

Die "Programmtherapie" befaßt sich mit der Korrektur schädlicher, internalisierter Bewertungs-, Beziehungs- und Handlungsregeln, die den Ablauf des Gesundheitsverhaltens bestimmen. Der Autor zieht deshalb jene neuere Therapierichtung vor, die man als kognitive Verhaltenstherapie bezeichnet. So werden Techniken wie verdeckte Sensibilisierung und Belohnung, Umattribuierung und systematische Selbstgespräche benutzt. Darüberhinaus findet auch die Beeinflussung im weiteren Sinn statt, z.B. Selbstkontrolle über Verhaltensregeln, Suggestion (bzw. Hypnose) und verhaltensorientierte Sozialbetreuung. Insgesamt ergibt sich ein Breitbandverfahren, das in der Tat verschiedenartige, doch jeweils als wirksam bekannte Verhaltenstechniken umfaßt. Ein solches Verfahren hat eine hohe Erfolgswahrscheinlichkeit, und es ist besonders dieser Punkt, der Vertrauen zu den präsentierten Daten erweckt. Wiederholbarkeit ist zu erwarten, und damit kann man diese Arbeit im Prinzip bejahen, auch wenn Literatur, statistische Analyse und theoretische Ausschlachtung wesentlich verbessert werden könnten. Weiteres Vertrauen zu den Ergebnissen erweckt die angegebene konsequente Nutzung therapeutischer Prinzipien wie Kontingenz in der Behandlung, hohe therapeutische Intensität, starke Individualisierung der Maßnahmen und Sicherstellung der positiven Bewertung des erwünschten Verhaltens durch den Patienten. Dies sind ebenfalls besonders gut geeignete Hilfsmittel für die Erzielung des therapeutischen Erfolgs.

Die Ziehung von Stichproben, die Planung von Versuchsgruppen und teils sogar Kreuzvalidierung sprechen für die Solidität der Ergebnisse. Die Präsentation der Daten läßt trotz der knappen Analyse Schlüsse über statistische Signifikanz zu. Die Qualität der Ergebnisse ist mit anderen Literaturangaben vergleichbar, zum Teil sehr gut. Darüberhinaus bin ich der Überzeugung, daß die Güte einiger Ergebnisse kaum übertroffen werden kann. Besonders hervorzuheben ist der Versuch einer Prädiktion von Hypertonus, Herzinfarkt und Krebs mit Hilfe eines speziell entwickelten Fragebogens und der präventiven

Behandlung der Krebsanfälligkeit. Hier sind Wege vorgezeichnet worden, die mit intensiveren und differenzierten Mitteln weiter verfolgt werden sollten. Dazu gehören besonders die Erstellung präziser Therapiemanuale, Entwicklung von Erfolgskriterien (besonders im somatischen Bereich) und Bestimmung der subjektiven Determinanten der betroffenen somatischen Probleme und ihrer Behandlung. Wenn diese Arbeit etwas dazu beiträgt, die Entwicklung der Verhaltensmedizin mit zu stimulieren, hat sich der zweifelsohne intensive persönliche Einsatz des Autors gelohnt.

München, Januar 1979   Professor J.C. Brengelmann
                             Dr. med., Dr. rer.nat., Ph.D.
                             Direktor am Max-Planck-Institut
                             für Psychiatrie
                             Leiter der Psychologischen
                             Abteilung

Inhaltsverzeichnis

I. Die Programmtherapie 1
II. Grundzüge der Programmtherapie 24
1. Einführung in die Programmtherapie - Theoretische Voraussetzungen 24
1.1 Das Verhaltens- und Interpretationsmuster ... 27
1.2 Verhaltens- und Interpretationsprogramme 27
1.2.1 Die Entstehung des Programmes 28
1.2.2 Die Funktion des Programmes 29
1.2.3 Die Aktualisierung des Programmes 30
1.2.4 Das individuelle Programm 31
1.2.5 Das gruppenspezifische Programm 31
1.3 Klassifikation der individuellen Programme .. 31
1.4 Programme, gesundheitsschädliches Verhalten und Krankheitssymptom 32
2. Methoden der Programmanalyse 36
2.1 Freies problemorientiertes Gespräch 38
2.2 Beobachtung und Aktualisierung von sozialen Interaktionen 38
2.3 Analyse von Einsichten 39
2.4 Analyse und Beobachtung von Emotionen 40
3. Methode der Vermittlung neuer erwünschter Programme und Inaktivierung unerwünschter Programme 41
3.1 Verlauf der therapeutischen Kommunikation ... 45
4. Indikationen der Programmtherapie 48
5. Zusammenfassung der theoretischen Grundlagen der Analyse und Therapie 51

III. Theorie und Methode der Programmtheorie 57
   1. Theoretische Grundlage 57
   2. Methoden der Programmtherapie 60
   3. Techniken der Programmtherapie 62
   3.1 Einsichtstraining 62
   3.2 Kooperatives Suggestionstraining 62
   3.3 Kognitive Selbstkontrolle 63
   3.4 Sozialbetreuung 64
   3.5 Emotionstraining 64
   4. Literaturdarstellung 65

IV. Darstellung einer experimentell-therapeutsichen Arbeit zur Erforschung der Wirksamkeit einzelner Verfahrensweisen aus dem Bereich der kognitiven Verhaltenstherapie 79
   1. Übersicht 79
   2. Theoretische und methodische Voraussetzungen .. 82
   3. Ergebnisse 86
   4. Fragebogen zur Überprüfung des therapeutischen Erfolges 92
   5. Variablenkatalog zum Fragebogen zur Überprüfung des therapeutischen Erfolges 94
   6. Auszählung der Antworthäufigkeiten 95

V. Therapeutische Beeinflussung von Übergewichtigen . 96
   1. Übersicht 96
   2. Theoretische und methodische Voraussetzungen .. 96
   3. Methodik - Auswahl der Probanden 101
   4. Ergebnisse 104
   5. Literaturdarstellung 109

VI. Therapeutische Beeinflussung bei Zigarettenabhängigkeit 113
   1. Übersicht 113
   2. Verlauf der therapeutischen Kommunikation 113
   3. Methodik 119
   4. Ergebnisse 122

VII. Therapeutische Beeinflussung von Niedergeschlagenheit, Hoffnungslosigkeit, immer wiederkehrendem Ärger und Aufregung 128
1. Übersicht 128
2. Theoretische und methodische Voraussetzungen . 128
3. Methodik, Auswahl der Probanden 130
4. Ergebnisse 131

VIII. Kognitive Verhaltenstherapie bei Krebspatienten - Erste experimentelle Erfahrungen 140
1. Übersicht 140
2. Theoretische und methodische Voraussetzungen . 140
3. Ergebnisse 144
4. Literaturdarstellung 148

IX. Falldarstellungen aus der Programmtherapie - Analyse und Verlauf der kognitiven Verhaltensänderung 150
1. Übersicht 150
2. Theoretische und methodische Voraussetzungen . 150
3. Falldarstellungen 155
4. Abschließende theoretische Reflexionen 171

X. Risikoverhaltensfaktoren und Prädiktion somatischer Gesundheitsprobleme - Versuch einer Prävention durch Verhaltensmodifikation 174
1. Übersicht 174
2. Theoretische und methodische Voraussetzungen . 176
3. Ergebnisse 177

XI. Literatur 185

XII. Sachverzeichnis 192

I. Die Programmtherapie

Die "Programmtherapie" ist eine von mir weiterentwickelte Form der kognitiven Verhaltenstherapie. Die kognitive Verhaltenstherapie hat sich besonders in den letzten Jahren in den USA entwickelt und mit dem Behaviorismus auseinandergesetzt (Michael Mahoney, 1974). Diese Disziplin geht davon aus, daß nicht nur das beobachtbare Verhalten, die objektiv feststellbaren Reize und Konsequenzen des Verhaltens ein legitimes Gebiet der Psychologie und Therapieforschung sind, sondern auch die sogenannten "verdeckten Ereignisse", die z.B. in Gedanken, Vorstellungen, Bewertungen und Überzeugungen vorkommen. Die kognitive Verhaltenstherapie hat diese verdeckten Ereignisse als Reize, Reaktionen und Konsequenzen erforscht, Begriffe wie "verdeckte Konditionierung" geprägt oder therapeutische Vorgehensweisen wie die "verdeckte Sensibilisierung", "Verstärkung und Löschung" oder das "verdeckte Modell-Lernen" entwickelt. Begriffe wie Überzeugung, Selbstinstruktion, kognitive Umstrukturierung usw. bekommen in dieser Disziplin eine zentrale Bedeutung. Die Forschung in Amerika hat sich überwiegend auf wissenschaftstheoretische Arbeiten konzentriert sowie auf die Entwicklung und Beschreibung einzelner Verfahrensweisen. Eindeutig zu kurz gekommen ist die empirische, an größeren Populationen durchgeführte Therapieforschung. Diese Disziplin konnte ihr Wissen nicht in derartige theoretische Modelle fassen, daß daraus Hypothesen für die Verhaltensänderung und praktikable Methoden abzuleiten wären, die beim Individuum eine Stabilisierung des erwünschten Verhaltens ermöglichen und bei größeren Populationen statistisch nachweislich zum therapeutischen Erfolg führen. Diese Versuche wurden erst in der vorliegenden Arbeit unternommen.

Ich habe die Analyse und Beeinflussung kognitiv gesteuerter Verhaltensweisen "Programmtherapie" genannt. Programme sind spezifisch strukturierte internalisierte Bewertungsregeln und Regeln über angenommene Wirkungszusammenhänge. Ich nehme an, daß die Programme Verhaltensweisen steuern, erlernt sind und verhaltenstherapeutisch verändert werden können. In dieser Arbeit werden verschiedene Aufsätze vorgestellt, die in einer begrenzten Auflage in unserer Reihe "Sozialwissenschaftliche Onkologie" erschienen sind. Verschiedene theoretische Gesichtspunkte, die alle zusammen die Grundauffassung der von mir vertretenen Programmtherapie darstellen, sind in verschiedenen Artikeln verstreut.

Aus diesem Grund sollen in dieser Einführung zunächst die einzelnen Arbeiten vorgestellt werden. Danach wird eine allgemeine Darstellung meiner theoretischen Grundlagen angedeutet, die in den einzelnen Arbeiten vertieft, ausgeweitet und experimentell überprüft wird.

Die Arbeit "Grundzüge der Programmtherapie" ist im Jahre 1974 geschrieben worden und zunächst für die Anwendung der Suggestion gedacht. In ihr kommen Vorstellungen über Programme, also die Bedeutung der internalisierten Bewertungsregeln, zum Vorschein. 1975 schließt die Arbeit "Theorie und Methode der Programmtherapie" an, in der auch die Grundlage für andere methodische Anwendungen (kognitive Selbstkontrolle, Sozialbetreuung, Einsichtstraining) dargestellt wird. Die erste experimentelle Arbeit (Darstellung einer experimentell-therapeutischen Arbeit zur Erforschung der Wirksamkeit einzelner Verhaltensweisen aus dem Bereich der kognitiven Verhaltenstherapie) sollte überprüfen, ob die Anwendung der formalen Technologie, der verdeckten Sensibilisierung und verdeckten Belohnung, so wie sie von Cautela (1966) entwickelt worden ist, Nachteile im Vergleich zur Anwendung meiner analytisch und methodisch wesentlich komplexeren Vorgehensweise hat. Es ergibt sich, daß der von mir gewählte Weg das erwünschte Verhalten stabilisieren konnte und dies sogar noch eineinhalb Jahre nach der Therapie. Dabei wurden Experimente bei Übergewicht, Rauchen, chronischer Hoffnungslosigkeit und chronischer

Verärgerung unternommen. Die so experimentell abgesicherte
Methode wurde nun an einer großen Population von 4.270 Personen (aus der Kartei des Einwohnermeldeamtes) erprobt. Die
therapierten Personen wurden aus dieser Population ausgewählt.
Dabei wurden Personen mit stark ausgeprägtem Rauchen, Übergewicht, mit chronischer Hoffnungslosigkeit und chronischer
Verärgerung therapiert. Die vorliegenden Arbeiten zeigen,
daß die Erfolge in allen Bereichen ermutigend sind. Das erwünschte Verhalten hat sich auf längere Zeiträume hin eingestellt und stabilisiert. Außerdem haben sich in anderen,
nicht therapierten Bereichen wie beispielsweise Selbstvertrauen, Selbstakzeptierung, zielorientiertes Verhalten,
Fähigkeit zur Selbstbeeinflussung positive Veränderungen ergeben. Der Verdacht der Symptomverschiebung kann empirisch
ausgeschlossen werden. Zu diesem Thema gehören die Arbeiten
"Therapeutische Beeinflussung der Zigarettenabhängigkeit",
"Therapeutische Beeinflussung bei Übergewichtigen" und "Therapeutische Beeinflussung von Niedergeschlagenheit, Hoffnungslosigkeit, immer wiederkehrendem Ärger und Aufregung". Die
vorletzte Arbeit befaßt sich mit dem Versuch, die kognitive
Verhaltenstherapie bei Krebspatienten anzuwenden, während
die letzte Arbeit einige Falldarstellungen bietet.

Im Abschnitt "Risikoverhaltensfaktoren und Prädiktion somatischer Gesundheitsprobleme" wird ein erster Versuch unternommen, Risikoverhaltensfaktoren zu beschreiben, die eine
Vorhersage somatischer Erkrankungen in einem sehr kurzen Beobachtungszeitraum ermöglichen sollen. Zusätzlich soll der
Effekt einer Verhaltensmodifikation experimentell erforscht
werden.

Im folgenden werden die wichtigsten theoretischen Konstrukte
dargestellt:
Programme sind internalisierte, das individuelle Verhalten
und die Interpretation steuernde Annahmen über Wirkungszusammenhänge und Verhaltensregeln. Ich nehme an, daß diese
Denkstrukturen motivieren, Verhaltensweisen steuern und auch
unbewußte Verhaltenstendenzen beeinflussen. Die Programme

sind zum großen Teil erlernt und können verhaltenstherapeutisch verändert werden.

Kognitive Strukturen sind bewußte Denkvorgänge, Interpretationsweisen usw., durch die Reize, Motive, das Verhalten und die Konsequenzen des Verhaltens subjektiv bewertet werden. Kognitive Strukturen werden von den Programmen gesteuert bzw. die Programme manifestieren sich in den kognitiven Strukturen. Die kognitiven Strukturen betrachte ich als eine Art Vorstufe zu manifestem Verhalten und gleichzeitig als ein Motiv für dieses.

Nun werden verschiedene Verhaltensweisen, Reize, Konsequenzen des Verhaltens usw. häufig unterschiedlich, ja widersprüchlich bewertet. Zum Beispiel kann eine kognitive Struktur einen Reiz, etwa das Rauchen, positiv bewerten, während eine andere kognitive Struktur zu dieser Bewertung durch die eigene Bewertung im Widerspruch steht. Trotzdem verhält sich das Individuum in einer Richtung: es raucht oder es raucht nicht. In diesem Zusammenhang spreche ich von der resultierenden kognitiven Struktur. Diese setzt sich in manifestes Verhalten um und ist das dialektische Resultat von These und Antithese, also die Synthese.

Ich gehe davon aus, daß stabilisierte, also chronisch sich wiederholende Verhaltensweisen, komplex kognitiv gesteuert werden, letztlich aber von einem sog. konstituierenden kognitiven Faktor bestimmt sind. Der konstituierende kognitive Faktor ist meistens eine resultierende kognitive Struktur, die chronisch eine Verhaltensweise aufrechterhält. Häufig wird eine Verhaltensweise auch von mehreren konstituierenden kognitiven Faktoren aufrechterhalten. Hier soll ein konkretes Beispiel angeführt werden, das sich auf übermäßige Nahrungsaufnahme bezieht: "Viel Essen stärkt die Nerven und hilft bei seelischer Aufregung". Wenn eine solche kognitive Struktur immer wieder übermäßiges Essen in Streßsituationen auslöst, dann ist diese ein konstituierender kognitiver Faktor.

Auch konstituierende kognitive Faktoren, die verschiedene
Bereiche des Verhaltens aufrecht erhalten, werden häufig in
Form von These und Antithese konfrontiert, so daß sich resultierende Strukturen ergeben. Dazu ein Beispiel: Ein konstituierender kognitiver Faktor bestimmt die Rauchgewohnheit
("Rauchen ermöglicht soziale Kommunikation"). Ein anderer
Faktor bestimmt sportliches Verhalten ("Sportliche Betätigung
erhöht die physische und psychische Kondition"). Die beiden
erwähnten konstituierenden kognitiven Faktoren können aus
verschiedenen Gründen im Bewußtsein in Widerspruch geraten
(z.B. weil sich ihre Konsequenzen ausschließen oder weil der
Therapeut auf den Widerspruch aufmerksam macht). In diesem
Fall werden widersprüchliche kognitive Strukturen in einen
kognitiven Zusammenhang gebracht. Daraus kann sich ein neuer
resultierender verhaltenskonstituierender kognitiver Faktor
bilden. ("Eine gute physische Kondition ist wichtiger als das
gesundheitsschädliche Rauchen"). Ich setze bei jedem Menschen
eine bestimmte Hierarchie von konstituierenden kognitiven
Faktoren voraus, wobei die "höheren" kognitiven Instanzen
mehrere Verhaltensbereiche kontrollieren und bestimmen, z.B.
kann ein religiöser kognitiver Faktor gleichzeitig den Bereich des Sexualverhaltens, des Verhaltens am Arbeitsplatz
und die alltägliche soziale Kommunikation weitgehend kontrollieren. Ein solches Verhalten setzt voraus, daß sich der religiöse kognitive Faktor gegen andere kognitive Faktoren, die
als Antithesen fungierten, resultierend durchgesetzt hat und
somit verhaltenswirksam wurde (also das manifeste Verhalten
bestimmt). Häufig kann aber eine kognitive Struktur, die sich
nicht ins manifeste Verhalten durchgesetzt hat, latent eine
für das Individuum sehr wichtige Verhaltenstendenz bestimmen.
In diesem Fall spreche ich von der unbewußten kognitiven
Struktur.

Die höchste hierarchische Organisation der kognitiven Strukturen, die sich im individuellen Bewußtsein durchsetzen und
das Gefühl der Individualität vermitteln, nenne ich kognitives Selbstkonzept. Das kognitive Selbstkonzept ermöglicht ein
integriertes Verhalten verschiedenen Reizsituationen gegen-

über; es steuert komplexe Verhaltensweisen und orientiert sich an den Konsequenzen verschiedener Verhaltensweisen.

Ein weiterer Begriff meiner kognitiven Verhaltenstherapie ist das Motiv. Unter Motiv verstehe ich die kognitive Verbindung zwischen Reiz, Verhaltensweisen und deren positiven oder negativen Konsequenzen.

In der therapeutischen Situation wird ein erwünschtes und ein unerwünschtes Verhalten definiert und zwischen Verhaltensweisen, die zu stabilisieren sind und solchen, die zu instabilisieren sind, unterschieden. Das erwünschte Verhalten hängt offensichtlich mit der Definition des Inhaltes zusammen. Ich kann nur solche Inhalte erwünschten Verhaltens vertreten, die mit einem objektiv nachweisbaren Vorteil für das Individuum verbunden sind (z.B. Beeinflussung der Rauchgewohnheit und des Übergewichtes) und die subjektiv keine unerwünschten unbewußten Verhaltensweisen hervorrufen. Um das zu kontrollieren, werden Fragebögen zur Überprüfung der subjektiven Empfindungen und objektiver Verhaltensweisen eingesetzt. Das unerwünschte Verhalten muß zudem in vorausgegangenen wissenschaftlichen Arbeiten als gesundheitsschädlich identifiziert worden sein.

Gekoppelte kognitive Strukturen stellen einen kognitiven Zusammenhang zwischen dem unerwünschten Verhalten und einem anderen Verhalten, das als Motiv für das unerwünschte Verhalten dient, her. (In dem Satz: "Rauchen verstärkt meine Fähigkeit zur Geselligkeit" ist z.B. das unerwünschte Verhalten Rauchen mit der positiven Bewertung Geselligkeit als Motiv für das Rauchen implizit verbunden). Jedes objektiv schädliche unerwünschte Verhalten ist das Produkt von gekoppelten kognitiven Strukturen, die sich letztlich nur auf diesem Wege gegen ihre kognitive Antithese durchsetzen (z.B. "Rauchen macht krank") und somit zu konstituierenden kognitiven Faktoren werden. Das vorrangige therapeutische Ziel ist also, die Entkoppelung der gekoppelten kognitiven Strukturen und die Neukoppelung von kognitiven Strukturen. Die Entkoppelung impliziert die Aufhebung der Beziehung zwischen dem unerwünschten Verhalten und

dem Motiv, aufgrund der Bewertung einer anderen Verhaltensweise. Die Neukoppelung von kognitiven Strukturen erstrebt:
a) eine Verbindung zwischen der Bewertung des unerwünschten Verhaltens und einem Motiv mit negativen Konsequenzen
b) eine Verbindung der Bewertung des erwünschten Verhaltens mit den positiven Konsequenzen, die aufgrund der Bewertung einer anderen Verhaltensweise entstehen.

Im ersten Fall wird beispielsweise die Vorstellung des Rauchens mit den negativen Konsequenzen des Lungenkrebses in Verbindung gebracht, während im zweiten Fall die Vorstellung des Nichtrauchens z.B. mit den positiven Konsequenzen der Gesundheit in Beziehung gebracht wird.

Das Individuum ist vielen Reizen ausgesetzt; es kann verschiedene Verhaltensweisen aufweisen und hat jeweils mit verschiedenen positiven oder negativen Konsequenzen zu rechnen. Es hat letztlich verschiedene Informationen zu verarbeiten, so daß eine koordinierte Verhaltensweise möglich wird.

Warum werden bestimmte Reize zum Anlaß für das manifeste Verhalten, während andere Reize ignoriert werden? Über welche Mechanismen verläuft das erlernte Verhalten? In diesem Zusammenhang ist für mich der Glaube bzw. die Überzeugung als ein wesentlicher Faktor der Informationsverarbeitung von zentraler Bedeutung.

Wenn das Individuum bestimmte Reize, Verhaltensweisen, soziale Einflüsse usw. als schädlich bzw. mit negativen Konsequenzen wahrnimmt, dann weicht es solchen schon subjektiv interpretierten Verhaltensweisen aus. Verhaltenswirksam wird die Interpretation erst dann, wenn an die negativen Konsequenzen geglaubt wird. Umgekehrt, wenn das Individuum glaubt, daß bestimmte Reizbewertungen und Verhaltensweisen mit angenehmer, positiver Konsequenz zusammenhängen, dann wird eine bestimmte kognitive Struktur oder Verhaltensweise stabilisiert. Ich nehme an, daß der Vorgang des Glaubens damit zusammenhängt, daß sich eine resultierende kognitive Struktur im Konflikt mit ihrer Antithese durchsetzt. Dabei wird die positive oder

negative Konsequenz dieser kognitiven Struktur den subjektiv
empfundenen Realitäts- bzw. Wahrheitscharakter von Wirkungsfaktoren bestimmen.

Im Vorgang des Glaubens an bestimmte Wirkungszusammenhänge
sind kognitive Antithesen ausgeschaltet. Dieser Zustand ermöglicht spontanes, zielorientiertes Verhalten und bildet
gleichzeitig die Grundlage für neue Lernprozesse (weil die
neu aufgetretenen positiven und negativen Konsequenzen des
vollzogenen Verhaltens im Lichte einer existenziellen Wichtigkeit erlebt werden).Das wichtigste therapeutische Ziel der
Programmtherapie ist es, das erwünschte Verhalten chronisch
zu stabilisieren und das unerwünschte Verhalten chronisch zu
instabilisieren. Dabei wird über verschiedene Zwischenziele
(z.B. die Entkoppelung und Neukoppelung von kognitiven Strukturen, die Reizumbewertung, die ein unerwünschtes Verhalten
auflösen soll usw.) letztlich ein Hauptziel verfolgt: Der
oder die wichtigsten konstituierenden kognitiven Faktoren,
die das unerwünschte Verhalten letztlich stabilisieren, werden in einen kognitiven Zusammenhang gebracht mit den konstituierenden kognitiven Faktoren, die das erwünschte Verhalten
stabilisieren sollen. Dabei sollen die positiven Konsequenzen
des erwünschten Verhaltens und die negativen Konsequenzen des
unerwünschten Verhaltens im therapeutischen Prozeß erlebt werden. Es sollen neue Motive wirksam werden, die die konstituierende kognitive Struktur für das erwünschte Verhalten in
eine solche Position in die Hierarchie des kognitiven Selbstkonzeptes einbauen, daß der konstituierende kognitive Faktor,
der das unerwünschte Verhalten bestimmt, instabilisiert wird.
Dabei darf dieser instabilisierte Faktor auch nicht zur unbewußten Wirkung kommen, z.B. in Form einer Symptomverschiebung.
Wenn im Bewußtsein keine wirksame kognitive Antithese zum unerwünschten Verhalten vorhanden ist, dann muß ein konstituierender kognitiver Faktor neu konstruiert werden (z.B. indem
eine vorher neutrale Vorstellung mit negativen Konsequenzen
in Verbindung gebracht wird). Zu diesem Komplex möchte ich
ein Beispiel anführen: In der Therapie eines Fettsüchtigen
wurde zuerst festgestellt, welche Bewertungen und Annahmen

sein übermäßiges Essen aufrecht erhalten. Eine solche Annahme ist z.B. die Vorstellung, daß das Essen in Situationen der Langeweile als Ersatzbefriedigung fungiert. Nun muß der Therapeut eine Gegeninterpretation finden, bspw. daß übermäßiges Essen die Trägheit und damit die Langeweile verstärkt. Erst danach können diese beiden Faktoren in einen kognitiven Zusammenhang gebracht werden. Häufig aber findet der Therapeut eine Situation vor, in der beim Individuum keine Antithese für das erwünschte Verhalten vorzufinden ist. In diesem Fall muß der Therapeut eine solche neu konstruieren. Beispielsweise konnte ich bei einer fettsüchtigen Frau, die über 100 kg wog, keine negative Bewertung ihrer Fettsucht identifizieren. Anschließend an das erste Gespräch teilte ich der Frau mit, daß sie unter den Achseln einen unangenehmen Geruch entwickle, der im Zusammenhang mit ihrer Fettsucht stehen könnte. Damit war das erste Motiv geschaffen für die Konstruktion eines konstituierenden kognitiven Faktors für das erwünschte Verhalten. "Als ich jung und schlank war, wäre mir so etwas nicht passiert", antwortete die Patientin. Sofort wurde die Vorstellung, jung und schlank zu sein, mit der Vorstellung, nicht zu riechen, neu gekoppelt und in Gegensatz zum unerwünschten Verhalten gebracht.

In der therapeutischen Situation wird immer der Situation begegnet, in der das unerwünschte und objektiv schädliche Verhalten stabilisiert ist. Mein größtes wissenschaftliches Ziel war es, das erwünschte Verhalten zu stabilisieren und zwar derart, daß es bis ins Selbstkonzept hinein von konstituierenden (stabilisierenden) kognitiven Faktoren gestützt wird. Um dieses Ziel zu erreichen, muß das Individuum durch Reizumbewertungen, Wahrnehmung neuer Interpretationsweisen, Einsichten usw. dazu kommen, daß es eine Umorganisation der resultierenden kognitiven Strukturen erzielt. Um das zu erreichen, müssen neue Akzente gesetzt werden in der Selbstbewertung, Reizbewertung und Interpretation von Konsequenzen des Verhaltens. Dieser Vorgang ist häufig ein kreativer Prozeß, er kann in der formalen Vorgehensweise standardisiert werden, nicht aber in der Auswahl individueller Akzentuierung. Für unseren er-

wähnten Raucher kann beispielsweise das Gefühl, manipuliert
zu sein, stark mit negativen Konsequenzen zusammenhängen.
Wenn sich nun beim Therapieempfänger eine Beziehung zwischen
Manipuliertsein und Zigarettenrauchen herstellt, dann kann
dies eine neue resultierende kognitive Struktur hervorrufen,
die das Nichtrauchen bestimmen wird. Es kann aber auch bei
einer anderen Person z.B. eine derartige Angst vor Hirnschlag
existieren (die Vorstellung von Hirnschlag ruft negative Konsequenzen hervor), daß es genügt, die Vorstellung von Rauchen
mit dieser Vorstellung zu verbinden. Von der geschilderten
Problematik her, die meine analytische Betrachtungsweise darstellt, wird deutlich, daß sich diese mit der Problematik des
verdeckten Konditionierens und der daraus abgeleiteten Methoden (verdeckte Sensibilisierung, verdeckte Belohnung, verdeckte Löschung usw.), die zum Kernstück der modernen kognitiven
Verhaltenstherapie gehören, deckt. Der analytische Vorgang
selbst ist zwar erheblich komplexer als die formalisierte
Technologie der kognitiven Verhaltenstherapie; diese Komplexität scheint sich aber auch vom Ergebnis her zu lohnen. Mein
theoretisches und daraus abgeleitetes methodisches System
scheint zu garantieren, daß sich die erwünschten Verhaltensweisen stabilisieren.

Nun sollen die wirksamen Prinzipien und die methodischen
Grundlagen der Programmtherapie dargestellt werden:
Die wichtigen wirksamen Prinzipien der Therapie sind die folgenden:
a) Kontingente Anwendung (Kontingenz in der Behandlung).
   Auf das Risikoverhalten folgt sofort negative Konsequenz,
   auf das Alternativverhalten folgt positive Konsequenz.
b) Hohe Intensität. Die vorgeschlagene Therapie hat die Möglichkeit , die Intensität ihrer Maßnahmen je nach Bedarf
   und Problem zu steigern. Wenn z.B. ein Raucher das Rauchen
   durch Anwendung der Suggestion, in der negative Konsequenzen präsentiert werden, nicht aufgibt, kann in der Therapie
   die Intensität der negativen Konsequenzen gesteigert werden.
c) Starke Individualisierung. Es wird auf individuelle Prob-

leme, Denkweisen, Bewertungen usw. konsequent eingegangen. Die individuell bedeutsame Situation und Problematik wird berücksichtigt.
d) Betonung der Attribution, also der Vorstellung, durch die man glaubt, eine bestimmte Verhaltensweise aufrecht erhalten zu müssen oder sie aufgeben zu müssen.
e) Berücksichtigung der Wirkungshierarchie von individuellen Faktoren, die die Risikoverhaltensfaktoren und das Alternativverhalten unterstützen. Für die Aufrechterhaltung der Risikoverhaltensfaktoren sind bestimmte individuelle, z.B. kognitive Faktoren von größerer, andere von kleinerer Bedeutung. Die Therapie muß die wichtigsten individuellen Faktoren angehen, die unerwünschtes Verhalten aufrecht erhalten. Auch die individuellen Faktoren, die das Alternativverhalten unterstützen, stehen in einem hierarchischen Verhältnis zu den individuellen Faktoren, die das unerwünschte Verhalten unterstützen. Sie stehen in einem unter- bzw. übergeordneten Verhältnis zueinander. In der Therapie müssen individuelle unterstützende Faktoren für das Alternativverhalten modelliert werden, die individuell wirksamer sind als die individuellen Faktoren, die das unerwünschte Verhalten stützen.
f) Berücksichtigung der Kontrolle des Verhaltens auf der Ebene der Selbstinterpretation. Es ist nicht nur wichtig, die isolierten Verhaltensweisen zu konditionieren, sondern das Individuum muß eine kognitive Kontrolle und eine subjektive positive Bewertung des erwünschten Verhaltens erzielen. Dies muß ein wichtiger Bestandteil der Selbstinterpretation werden. Nur so kann eine dauerhafte Selbstkontrolle und Stabilisierung des erwünschten Verhaltens erzielt werden.

Folgende Annahmen bzw. Prinzipien liegen meiner therapeutischen Auffassung zugrunde:
Je sorgfältiger die Kontingenz in der Behandlung, je stärker die Intensität, je größer die Individualisierung und die Attribution, je konsequenter die Berücksichtigung der Wirkungshierarchie von individuellen Faktoren, die das erwünschte und unerwünschte Verhalten unterstützen, je größer die Berücksich-

tigung der Kontrolle des Verhaltens auf der Ebene der Selbstinterpretation, desto größer ist der therapeutische Erfolg.
Die Anwendung der Hypnose in meiner Variation der kognitiven Verhaltenstherapie spielt neben anderen Methoden (besonders der kognitiven Selbstkontrolle) eine wichtige Rolle. Von daher halte ich es für angebracht, das Problem der Hypnose und meine Auffassung näher zu erläutern.

Den Wissenschaftlern, die sich bisher mit dem Phänomen der Hypnose beschäftigt haben, erschien es zu früh, diese mit einer Theorie erklären zu wollen. Obwohl die Hypnose auf verschiedenen Gebieten Anwendung fand, wurden ihre Effekte in den seltensten Fällen durch objektive Nachuntersuchungen überprüft. Der Altmeister der Hypnose, Milton Erickson hat zwar über 30.000 Patienten hypnotisiert, aber es wurden nie Nachuntersuchungen vorgenommen, um zu überprüfen, wie erfolgreich seine Therapie tatsächlich gewesen war.Die Hypnose wurde häufig symptomorientiert eingesetzt, und man hat versucht, die einzelnen Manifestationen der Hypnose zu erklären, nicht aber die Hypnose selbst. So schreibt Langen (1977) stellvertretend für die Mehrzahl der Ärzte, die die Hypnose symptomatisch anwenden: Hypnose ist immer eine rein symptomorientierte Psychotherapie. ... Schon der hypnotische Zustand selbst ist der therapeutische Faktor erster Ordnung, der dann durch gezielte Suggestion lediglich verstärkt wird. Auch die Hypnose wird symptomatisch definiert, beispielsweise bei Langen (1972): Hypnose ist ein durch Suggestion herbeigeführter, eingeengter und verschiedenartig gesenkter Bewußtseinszustand mit trophotropen vegetativen Umschaltungen.

Über die Hypnose bestehen viele Vorurteile. Mit Hypnose kann z.B. die Vorstellung verbunden sein, andere Menschen in die eigene Gewalt zu bringen, diese gegen ihren Willen zu bestimmten Handlungen zu zwingen usw. Die meisten Menschen assoziieren Hypnose mit dem Schaugeschäft, weil diese von Bühnenkünstlern vielfach mißbraucht wird. Andererseits gehört die Hypnose heute zum festen Bestandteil der symptomatisch orientierten Medizin, z.B. in ihrem Einsatz gegen den Schmerz. Die

Hypnose wurde mit einer psychologischen Theorie bisher nicht
ausreichend erklärt, und somit konnte sie für inhaltlich
orientierte Therapie nicht angewendet werden. Es wurde häufig
der Versuch unternommen, Manifestationen oder Symptome der
Hypnose, z.B. die hypnotische Trance, objektiv zu messen.
Solche Versuche sind meistens gescheitert. Ich werde hier versuchen, dieses Phänomen mit einer psychologischen Theorie zu
erklären.

Im Gegensatz zu den Vorurteilen gegenüber der Hypnose muß der
Hypnotisierte keineswegs in Schlaf fallen oder den Kontakt
mit seiner Umwelt verlieren. Im Gegenteil: Der Hypnotisierte
kann sich an alles genauestens erinnern, was in der Hypnose
passiert ist. Hypnose kann nicht mit einer ihrer vielschichtigen Manifestationen, z.B. der Trance, der Muskelstarre, der
Schmerzunempfindlichkeit usw. gleichgesetzt werden. Ich bin
sogar, wie viele Experten, der Meinung, daß jedes Verhalten
in der Hypnose auch tagtäglich ausserhalb der Hypnose geschieht. Was ist also Hypnose? Hypnose ist jeder Zustand, in
dem eine Person an einen kognitiv vermittelten Sachverhalt
ohne Antithese oder Gegeninterpretation glaubt. Die hypnotische Trance ist auch nichts anderes als ein kognitiv vermittelter emotionaler Zustand, also ein Zustand, der über angenommene Reizbewertungen, angenommene Konsequenzen des Verhaltens gesteuert wird.

Von Fremdhypnose sprechen wir dann, wenn der kognitiv vermittelte Zustand von einer anderen Person hervorgerufen wird.
In der Selbsthypnose vermittelt die Person sich selbst einen
kognitiv-emotionalen Zustand und zwar derart, daß sie an den
Inhalt der kognitiven Struktur ohne Antithese glaubt. Wenn
einer Person bspw. gesagt wird: Sie befinden sich in einem
Raum, in dem es unerträglich heiß ist, dann wird die Person
auf die wahrgenommen Hitze reagieren (z.B. mit Schweißausbrüchen). Bedingung dafür ist, daß sie an diese vermittelte kognitive Struktur ohne Antithese glaubt. Wenn eine Person sich
selbst sagen würde: Ich empfinde überhaupt keinen Schmerz im
linken Fuß und an diesen Zustand ohne Gegeninterpretation glauben könnte, dann wäre der Zustand der Selbsthypnose erreicht.

Je nach dem Inhalt der vermittelten Information, nach ihren
kognitiven Konsequenzen sind die Folgen der Hypnose unterschiedlich.

I.H. Schultz hat wie kein anderer Psychiater in seinen vielschichtigen Darstellungen und Beobachtungen die Grundlagen
für eine analytisch relevante, kognitiv verhaltenstherapeutisch orientierte Anwendung der Hypnose gelegt, obwohl seine
Schüler (wie der zitierte D. Langen) eine rein symptomorientierte Anwendung der Hypnose befürworten. Die amerikanischen
Arbeiten haben sehr eingehend die theoretischen Probleme des
Hypnotismus erörtert. Von den verschiedensten Seiten wird
die Bedeutung des Entspannungs-Problems in der Hypnose ge-
würdigt (J.H. Conn, 1949, Salter,1941). Schultz betont, daß
das autogene Training als Selbsthypnose eine Tochterdisziplin
des Hypnotismus sei. Die psychologischen Theorien sind sich
darin einig, daß der Zustand der Hypnose durch Außenabwendung
und Herabsetzung aller nach außen gerichteten Denk- und Wil-
lensfunktion charakterisiert sei. Komplizierte Denkvollzüge
sind häufig gehemmt oder ausgeschaltet, so daß sich das Bild
einer "traumähnlichen Kritiklosigkeit" ergibt (Schultz, 1932).
Mayer-Groß spricht von einem "Einschlafdenken". In diesem
Zustand werden Erlebnisformen vordergründig (Schultz, 1932),
die sonst hinter oder unter dem Wachbewußtsein liegen. Schultz
beschreibt als das wichtigste psychologische Moment den immer
fortschreitenden Übergang der Denkverläufe aus den schemati-
schen Formeln sprachlicher und gedanklicher Abstraktion ins
Anschauliche und Bildhafte. In diesem Zusammenhang spricht
Schultz von dem Phänomen der konzentrativen Umschaltung. Im
Zustand der Hypnose kann sich der konzentrativ Umgeschaltete
auf ein Problem oder Erlebnis beschränken.

Eine "monoideistische Einengung" im Wachzustand wird immer
krampfhafte Bemühungen voraussetzen. Das Eingreifen jedes
wie auch immer gearteten gedanklichen oder vorstellungshaf-
ten Inhalts führt im Wachzustand zu gedanklichen Auseinandersetzungen, Antithesen, zu kritischen Distanzierungen usw.
Im Gegensatz hierzu erlaubt der echte konzentrative Zustand,

gleichgültig ob dieser Zustand ein Produkt selbstgesetzter
Versenkung oder suggestiver Beeinflussung von anderer Seite
ist, ein rein rezeptives Sich-Hineingeben an die anschauliche
Repräsentanz gedanklicher, gefühlbetonter und anderer Erlebnisse (Schultz, 1932). Schultz betonte schon 1932 in Übereinstimmung mit vielen älteren hypnotherapeutisch arbeitenden
Ärzten, daß der in der Hypnose erzeugte "Ausnahmezustand" die
erhöhte Lernbereitschaft geradezu determiniere. Dabei denkt
Schultz nicht an so formale Faktoren wie Gedächtnis- oder
Merkfähigkeit. Er denkt vielmehr an den seelischen Anbau von
Materialien, die ausgesprochenermaßen nicht rein mechanistischen Charakter tragen, sondern mehr in das Gebiet des Affektiven, der Willensentscheidungen, der Vorsatzbildungen usw.
gehören. Hier stellt sich das von Schultz beschriebene Problem der Anschaulichkeit in seiner ganzen Bedeutung dar.
Gerade für solche Lernvollzüge ist die passiv-annehmende
Verweildauer mit innerem Hingabewillen von oft entscheidender Bedeutung. Schultz betont die Beziehung (wie auch einige
andere ältere ärztliche Erforscher des Hypnotismus) zwischen
hypnotischer Heilweise und den möglichen Erziehungseinflüssen.
Allerdings haben einige Autoren die inhaltliche Anwendung der
Hypnose übersehen, weil sie von ihrer rein symptomatischen
Anwendung fasziniert waren. Das gilt vor allem für die ältere
historische Periode wie auch für die Anwendung der Hypnose in
der letzten Zeit (Langen, 1977). Schultz betonte nachdrücklich,
wie auch viele Vertreter der kritischen Hypnotherapie der letzten Jahrzehnte, daß in hypnotischen Heilarbeiten die allgemein
pädagogische Beeinflussung, und damit meinte er die inhaltlich
spezifische und problemorientierte Anwendung der Hypnose, entscheidender sei als das einzelne suggestive Virtuosenstück.

Natürlich machte sich Schultz Gedanken, warum der hypnotische
Zustand für die pädagogische, also inhaltlich therapeutische
Anwendung so günstig ist. In dieser Analyse traf er das Problem meiner Überzeugung nach haarscharf: "... und es erscheint
mir nicht zweifelhaft, daß der hier hervorgehobene Zustand,
die Möglichkeit passiv-konzentrativen Verweilens, gegeben
durch die Umschaltung ins Anschauliche, hier besonders wesentlich ist". Schultz spricht offen von einer möglichen positi-

ven Persönlichkeitsveränderung durch die Anwendung der Hypnose und verwahrt sich entschieden gegen Kritiker, die in der Hypnose eine unerwünschte Dressur sehen. Damit würden diese Kritiker implizit, aber ohne es zu wissen, genau das fordern, was die Hypnose bietet. Die französischen Autoren (Coué, Baudouin, Dubois) betonen besonders im Wesen der Suggestion und Hypnose die magische Wortwirkung und die "rauschhafte Hingabe an das Wort". Durch die rationale Übungsart, die im von Schultz entwickelten sog. "autogenen Training" Ausdruck gefunden hat, hat auch die Hypnose jeden Rest von einer ihr zugeschriebenen magischen Wirkung verloren.

Der amerikanische Meister der Hypnose, Milton Erickson, betont, daß ein Teil der Hypnotherapie darin liege, die Person zur Annahme der Suggestion zu bringen. Der Therapeut muß also eine Atmosphäre der Zusammenarbeit und des Vertrauens schaffen und die Denkgewohnheiten des Patienten kennen. Jeder Hypnotiseur muß somit zunächst die Aufmerksamkeit eines Menschen erwecken. Einige Psychoanalytiker haben versucht, die Hypnose für die Verbesserung der freien Assoziation zu benutzen. Sie wollten den Zugang zum Unbewußten damit verbessern (Wolber, 1971).

Ich möchte hier meine Erfahrungen mit der Hypnose aus der Sicht der kognitiven Verhaltenstherapie darstellen. Hypnose ist aus meiner Sicht die Wirkung von selbst- oder fremdvermittelten kognitiven Strukturen oder nicht-verbal vermittelten Programmen. Sie ist also ein selbst- oder fremdvermitteltes Programm, das akut oder zu einem späteren Zeitpunkt verhaltenssteuernd wirkt. Je nach dem Inhalt des vermittelten Programms oder der vermittelten Information oder auch nach den kognitiven Konsequenzen des Programms, sind die Folgen der Hypnose unterschiedlich. Wesentlich ist aber, daß der Zustand der Hypnose kognitiv gesteuert wird, d.h., daß die verbale Wirkung vom Hypnotiseur oder durch die Vorstellung, die der Hypnotisierte vom Hypnotiseur hat, über Reizbewertungen und Annahmen über Wirkungszusammenhänge die entscheidende Komponente in der Hypnose darstellt. Dabei wird der von Schultz beschriebene Zustand der konzentrativen Umschaltung oder der von Mayer-Groß beschriebene Zustand der traumähnlichen Kritiklosigkeit, in dem widersprüchliche Gedankengänge ausgeschaltet werden und ein rezeptives Sich-Hineingeben an die anschauliche Repräsentanz gedanklicher und gefühlhafter Erlebnisse erfolgt, durch kognitive Prozesse, also Programme, vermittelt. Im hypnotischen Ausnahmezustand wird die spontane Erlebnisfähigkeit und die dadurch bedingte Lernfähigkeit durch eine spezifische kognitive Steuerung ermöglicht. Paradoxerweise ist die kognitive Vermittlung eine Grundbedingung für die Ausschaltung gegensätzlicher kognitiver Strukturen sowie für die Herbeiführung einer erlebnisnahen Lernfähigkeit. Zusammenfassend lassen sich meiner Auffassung nach unter dem Phänomen Hypnose folgende Erscheinungen subsummieren:

a) fremde oder selbstvermittelte kognitive Einwirkungen, die das Individuum in einen "konzentrativen Ausnahmezustand" versetzen, in dem sich die spontane Erlebnisfähigkeit ausschließlich auf den in der Hypnose vermittelten Sachverhalt bezieht,

b) die Herbeiführung eines Zustandes, in dem der Hypnotisierte an den vermittelten kognitiven Sachverhalt ohne Antithese glaubt,

c) das akute oder latente Wirksamwerden des vermittelten kognitiven Sachverhaltes im Verhalten und Empfinden des Individuums.

Diese Beschreibung bezieht sich mehr auf die verbal vermittelte Hypnose. Eine Person, die aus einigen Informationen wußte, daß ich mich theoretisch mit der Hypnose befasse, fühlte sich plötzlich in meinem Beisein hypnotisiert, obwohl ich daran nicht im entferntesten dachte. Als Folge war dieser Person der linke Arm eingeschlafen. Diese Person hatte offensichtlich an ihre eigene Bewertung meines Handelns geglaubt und hatte sich damit selbst hypnotisiert. Ich möchte bewußt bei der Beschreibung der verbal vermittelten Hypnose bleiben, die die ausschließliche Maßnahme der kognitiven Verhaltenstherapie ist. Meiner Auffassung nach ist die Hypnose im engsten Sinne schon definiert durch die Punkte b) und c), also Glauben ohne Antithese mit entsprechender Wirkung auf das Verhalten oder Empfinden. In diesem Fall wäre die Hypnose nicht nur ein Alltagsphänomen , sondern auch die Art der grundlegenden psychischen Informationsverarbeitung. Diese Annahme stützt sich auf meine Erfahrung, daß es für meine erfolgreichste Hypnotherapie nicht nötig war, die hypnotische Trance herbeizuführen. Wenn ich einer Person, die stark raucht, in völligem Wachzustand sage: "Ich zähle bis drei und Sie werden in Zukunft keinen Rauch mehr ertragen können", und wenn dieser Satz die nötige Wirkung erreicht, dann habe ich es mit einer wirksameren Hypnose zu tun, als wenn ich die hypnotische Trance erst für die Herbeiführung des Glaubenkönnens an den vermittelten Zusammenhang ohne Antithese benötige. Im allgemeinen aber ist der hypnotische Zustand der konzentrativen Entspannung günstig und nötig. Ich möchte hier begründen, warum dieser Ausnahmezustand für die kognitive Verhaltenstherapie eine so außerordentliche Bedeutung hat. Die Psychoanalyse wird es nicht abstreiten, auch nicht die Verhaltenstherapie, daß in der frühen und späteren Kindheit sehr wichtige Lernprozesse ablaufen. Das Kleinkind lebt in dem Zustand eines rein rezeptiven Sich-Hineingebens in Situationen, in denen es meist zu spontaner Faszination und unmittelbaren Erlebnissen fähig ist. Häufig werden dann fehlerlernte Verhaltensweisen und pathogene kognitive Strukturen durch spätere rationale Verhaltensweisen verdeckt. Frühkindliche internalisierte Bewertungsstrukturen können häufig das aktuelle Verhalten und die Symptomatik mitbestimmen. Obwohl sich im Laufe des Lebens rationale und verschiedentlich angepaßte Programme und kognitive Strukturen durchsetzen, determinieren immer wieder auch später fehlerlernte kognitive Strukturen schädliche Verhaltensweisen(z.B. Alkoholismus, Drogenabusus, Zigarettenabhängigkeit, übermäßiges Essen usw.). Diese Verhaltensweisen sind zumeist rein rationalen Argumenten nicht zugänglich, ihre Veränderung impliziert eine spontane Erlebnisfähigkeit. Genau dieser Zustand ist in der Hypnose erreichbar. In ihr werden die rationalen Antithesen, die gegen eine derartige spontane Erlebnisfähigkeit agieren, ausgeschaltet. Hier könnte man die Frage stellen, warum andere Therapieformen, in denen ja auch spontane Erlebnisse vorkommen, z.B. in der Psychoanalyse, Gesprächstherapie, Urschrei- und ähnlichen Therapien, nicht ausreichen, ein unerwünschtes Verhalten zu inaktivieren und ein erwünschtes Verhalten zu stabilisieren. Meine Hypothese ist, daß diese Verhaltensweisen ungenügend den spezifischen Inhalt der determinierten Programme und kognitiven Strukturen angehen. Auch dies ist im hypnotischen Zustand eher möglich als in jeder anderen vergleichbaren Therapie, in der ja der Patient gerade den pathogenen kognitiven Strukturen ausweichen kann.

Die Hypnose eignet sich auch unter einem dritten Gesichtspunkt für die kognitive Verhaltenstherapie optimal: Wenn davon ausgegangen wird, daß die kognitiven Strukturen, die Programme und die von ihnen gesteuerten Verhaltensweisen erlernt sind, dann ist im Zustand der Hypnose die erlebte positive oder negative Konsequenz von erwünschtem bzw. unerwünschtem Verhalten optimal zu vermitteln. Auch mit meiner spezifischen Hypothese, wie gelernt wird, ist die Anwendung der Hypnose in voller Übereinstimmung. Ich gehe davon aus, daß optimales Lernen nur dann möglich ist, wenn der Lernende an den vermittelten Sachverhalt und die vermittelten Wirkungszusammenhänge ohne Antithese glaubt. Dies geschieht auch in einem Zustand der spontanen Faszination und Erlebnisfähigkeit, hervorgerufen durch das vermittelte Lernmaterial. Eine Person lernt also optimal in der Situation, in der sie sich lebhaft die positiven und negativen Konsequenzen des vermittelten Materials vorstellen kann. Ein Material, das ihr gleichgültig ist oder an dessen Wirkungszusammenhang sie nicht glaubt, wird nicht erlernt. Wenn dieser Zustand für das Lernen wichtig ist und auch die Grundlagen der Informationsverarbeitung darstellt (das Individuum orientiert sich nur an Reizen, an dessen positive oder negative Wirkung es ohne Antithese glaubt bzw. nur solche Daten steuern sein Verhalten), dann ist die Anwendung der Hypnose für die Vermittlung neuer kognitiver Lernprozesse und die Löschung von fehlerlernten Verhaltensweisen von zentraler Wichtigkeit.

Je nach theoretischer Orientierung des einzelnen Autors wird auch der Einsatz der Hypnose bestimmt. Milton Erickson geht

davon aus, daß das Unbewußte mehr weiß als das Bewußte jemals
wissen kann. Deshalb kann er sein Unbewußtes nur auffordern,
das zu tun, was er gern tun möchte. Er kann ihm aber nicht
vorschreiben, wie das zu erreichen ist (Goleman, 1977). Der
kognitive Verhaltenstherapeut hat natürlich eine völlig andere Vorstellung vom Unbewußten, was wiederum Konsequenzen für
die Art und Weise, wie die Hypnose eingesetzt wird, hat. Das
Unbewußte ist für ihn
a) ein nicht-verbalisiertes Programm, das sich z.B. in einer kognitiven Struktur äußern kann,
b) die nicht verbalisierte Konsequenz einer bewußt verbali-
sierten kognitiven Struktur,
c) eine nicht-verbalisierte Konsequenz eines Programmes.
(Bei a), b) und c) fehlt die Einsicht in die durch die Programme implizierten Wirkungszusammenhänge.)

Das Unbewußte wird also meiner Auffassung nach von Programmen gesteuert, und es kann sehr wesentliche Informationen und Verhaltenstendenzen beinhalten. Jedoch ist das Bewußte eine höhere kognitive Organisationsform, während das Unbewußte eine relativ unstrukturierte erlernte Verhaltensreserve ist. Das Optimum, was therapeutisch zu tun ist, ist, die Hypnose so anzuwenden, daß motivationale, latent verhaltenswirksame Programme auch dem Bewußtsein, der Einsicht zugänglich gemacht werden, und daß die internalisierten Hemmungen, die eine Bewußtwerdung hemmen, inaktiviert werden. Bspw. kann ein erlerntes Verhaltensprogramm eine derartige Reizbewertung implizieren, daß sie bei der Person eine homosexuelle Tendenz steuert. Diese Tendenz muß aber noch nicht ins Bewußtsein, also in das kognitive Selbstkonzept, vorgedrungen sein, z.B. weil es in Widerspruch mit anders erlernten kognitiven Strukturen steht. In der Hypnose ist es möglich, der Person eine Verhaltensweise zu vermitteln, in der sie auch unbewußte Reizbewertungen bewußt wahrnehmen lernt, ohne darauf mit Angst oder Hemmungen zu reagieren. Aus dem Unbewußten können bestimmte Signale hervortreten, die ein funktionaler Hinweis auf die Inkonsistenz in der Organisation der kognitiven Strukturen und Verhaltensweisen sind. Solche Faktoren kommen häufig in Träumen vor. Ich konnte in hypnotischen Entspannungen die Traumfähigkeit und Traumbereitschaft wesentlich erhöhen. Eine Person, die unter starken Angstvorstellungen litt, und offensichtlich die bewußte Analyse der kognitiven Strukturen nicht ausreichte, um die Gründe zu entdecken, wurde in der Hypnose zur Traumbereitschaft motiviert. Daraufhin träumte die Person sechs Nächte lang hintereinander, daß verschiedene Personen vor ihren Augen immer wieder schwach werden und sterben. Sie hatte im Traum maßlose Angst, daß diese Personen sterben würden und hatte alles versucht, sie zu retten. Sie bemerkte, daß sie selbst um sich überhaupt keine Angst hatte. Die kognitive Struktur wurde ihr in folgender Form bewußt: "Ich habe nicht um mich Angst, sondern Angst, daß meiner ewig kränkelnden Mutter etwas geschehen könnte. Sie hat mich für ihr gesamtes Schicksal immer wieder verantwortlich gemacht". Unbewußte Programme können auch warnende Signale aussprechen, z.B. träumte eine Frau, die sich nymphomanisch verhielt und in immer schwerere Depressionen verfiel: "Wenn du weiter tust, was dir keinen Spaß macht, dann wirst du an Krebs oder sonstwie erkranken". Diesen Traum teilte mir eine Frau in einer prospektiven Studie mit; fünf Jahre später erkrankte sie an Cervix-Karzinom. Auch hier wurde im Traum eine im Programm angelegte kognitive Struktur verbalisiert.

Anschließend ist die Hypnose für die gesamte Auffassung meines Therapievorganges von Bedeutung. In der Programmtherapie wird ja ein neues kognitives Modellverhalten gelernt, das meiner Auffassung nach nur so geschehen kann, daß die einzelnen Schritte und Motivationen, die für das neue Verhaltensmuster nötig sind, schrittweise gelernt werden. Jedoch wird das gesamte erwünschte Verhaltens- und Interpretationsmuster der Person in einem bestimmten Augenblick vermittelt (z.B. "Immer wenn Sie mit Frauen sprechen und ihnen gegenüber Zärtlichkeit äußern, empfinden Sie nicht den störenden Einfluß Ihrer Mutter".

Hier möchte ich zwei sehr relevante Aspekte betonen: Die Anwendung der Hypnose geschieht in Kooperation, d.h. der zu verändernde kognitive Inhalt wird genauestens mit dem Therapieempfänger besprochen. Die Hypnose darf nicht manipulativ eingesetzt werden, und ich glaube auch nicht, daß das möglich wäre. Sie ist eine optimale Methode zur Beseitigung fehlerlernter und für das Individuum lästiger Verhaltensweisen. Für meine gesamte Programmtherapie gilt als oberster Grundsatz: Die Therapie darf das Individuum nicht an Zustände anpassen, die durch äußere Mißstände (z.B. ungünstige soziale Bedingungen) hervorgerufen werden. Meine Therapie wird nur dann angewandt, wenn in der Sozialisation Verhaltensweisen fehlerlernt wurden, die dem Individuum objektiv schaden. Obwohl der objektive Schaden ja zunächst subjektiv ist, steht doch außer Diskussion, daß Übergewicht, übermäßige Rauchgewohnheit, schwere Angstzustände, chronische Hoffnungslosigkeit usw. objektiv unerwünschte Verhaltensweisen darstellen. Dazu muß natürlich die subjektive Bereitschaft des Individuum kommen.

Zum Schluß möchte ich noch einen Punkt ansprechen: Michael Mahoney (1974) betont, daß die kognitive Verhaltenstherapie die private Sphäre des Individuums berücksichtigt, wie z.B. die privaten Gedanken, Überzeugungen, Vorstellungen. Dabei ergibt sich die Frage nach dem Verhältnis von subjektiv und objektiv; es ergeben sich zwei grundsätzliche Positionen:
a) Das Subjektive ist irgendwie erlernt, und ist konstruiert erst die "Realität", da das Individuum ja ausschließlich auf die innere Repräsentanz reagiert.
b) Das Subjektive und die objektiven Wirkungszusammenhänge beeinflussen sich gegenseitig.

Das Subjektive (z.B.die Bewertung von sozialen Situationen) hat zum Ziel dem Individuum zu ermöglichen, seine Bedürfnisse innerhalb der objektiven Wirkungszusammenhänge optimal zu äußern und zu befriedigen. Auch die Bedürfnisse sind in der permanenten Interaktion zwischen objektiven Wirkungszusammenhängen und subjektiven Bewertungen entstanden. Trotzdem reagiert das Individuum auch auf die eigene subjektiv konstruierte Welt; es kann die objektiven Wirkungszusammenhänge nur subjektiv wahrnehmen. Die zweite Position vertrete ich; während die erste eher von Michael Mahoney vertreten wird.

Wenn das Individuum diese subjektive Bedürfnisstruktur äußert und die objektiven Wirkungszusammenhänge mehr oder weniger vernachlässigt, dann spreche ich von Verhaltensstörungen in verschiedenen Schattierungen (von psychopathischem Verhalten bis zum psychotischen Wahn). Wenn sich das Individuum optimal an objektive Wirkungszusammenhänge anpaßt und in der subjektiven Bedürfnisäußerung chronisch blockiert ist, dann nehme ich hypothetisch an, daß damit die Bedingung zur Entstehung organischer Erkrankungen und besonders der Krebserkrankung geschaffen ist. Das Individuum kann in seiner gesunden Reaktion,also in einer optimalen subjektiven Bedürfnisäußerung und Berücksichtigung objektiver Wirkungszusammenhänge auf einem Kontinuum von völlig unangepaßt bis optimal angepaßt liegen. Nun kommt es darauf an, an welche objektiven Wirkungszusammenhänge sich das Individuum anpaßt. Wenn diese objektiv schädlich sind, dann muß die subjektive Struktur darunter leiden. Von daher kann dies auch keine Therapie fordern.

Dieser theoretische Exkurs war insofern notwendig, weil er zwei Hauptmißstände und damit Kritikpunkten entgegenwirkt:
a) die Programmtherapie manipuliere das Individuum, und
b) sie unternehme den Versuch, das Individuum an soziale Mißstände anzupassen.
Daß dies nicht der Fall ist, haben meine Ausführungen deutlich gezeigt.

II. Grundzüge der Programmtherapie

1. Einführung in die Programmtherapie - Theoretische Voraussetzungen

Jede etablierte psychotherapeutische Schule hat ihre therapeutischen Grundprinzipien. So postuliert beispielsweise die Psychoanalyse drei Persönlichkeitsinstanzen: das Es, das Ich und das Überich. Das Es repräsentiert die unbewußten Triebimpulse, das Ich ist der Vermittler zwischen den Trieben und der Realität und ist der bewußte Anteil des Seelenlebens. Das Überich ist das Gewissen, der Repräsentant der Gesellschaft und deren Ansprüche an das Individuum. Neurosen entstehen nach Freud, wenn das Es (die Triebe) unannehmbare Forderungen an das Ich stellt, die dann verdrängt werden. Der Trieb behält jedoch seine psychische Energie und ein Teil davon wird in neurotische Angst umgewandelt. Die Aufgabe der Therapie ist es, das Ich gegenüber dem Es zu stärken. Die Technik, die der Therapeut dabei anwendet, ist das freie Assoziieren des Patienten, d.h., der Patient soll frei äußern, was er empfindet und denkt. Der Therapeut wiederum versucht, Unbewußtes in Bewußtes umzuwandeln, beispielsweise dadurch, daß er die Äußerungen des Patienten aufgrund der psychoanalytischen Theorien deutet. Die Therapie erstreckt sich meistens über mehrere Jahre bei zwei bis fünf Sitzungen pro Woche.

Die Gesprächstherapie, begründet von Carl C. Rogers, auch nicht-direktive oder klientenzentrierte Therapie genannt, geht davon aus, daß der Klient selbst am besten weiß, welche Konflikte er hat, was ihn stört und in welche Richtung er gehen will. Der Klient wird nicht vom Therapeuten geleitet, und er legt selbst die Richtung der Therapie fest. In dieser

Konzeption steht der Begriff der Selbstaktualisierung der
Persönlichkeit im Mittelpunkt, womit eine angeborene Tendenz
des Menschen gemeint ist, sich weiter- und fortzuentwickeln
hin zu größerer Reife. Aufgrund seiner Erfahrungen entwickelt
ein Mensch eine Vorstellung von sich selbst, Selbstkonzept genannt. Eine Neurose entsteht dann, wenn es zu Verzerrungen
zwischen seinem Selbst und seinen Erfahrungen kommt. Eine
"voll funktionierende Person" ist nach Rogers offen für alle
Erfahrungen, sie kann sich ein Abbild der Umwelt schaffen ohne Abwehrhaltungen. Das Selbst der Person stimmt überein mit
deren Erfahrungen. Rogers gibt zu, daß eine solche Person
idealtypisch sei, in der Praxis jedoch nicht existiere. Der
Therapeut soll seinem Klienten helfen, seine Selbstaktuali-
sierungstendenz zu verwirklichen, d.h., die Widersprüche und
Verzerrungen des Selbst wahrzunehmen.

Die Verhaltenstherapie entwickelte sich auf dem Boden der experimentellen Psychologie und des Behaviorismus. Die Lerntheorien, die dem Behaviorismus zugrunde liegen, sind an Na-
men wie Pawlow, Watson, Thorndike, Hull und Skinner geknüpft.
Der Lernprozeß vollzieht sich entweder durch klassisches oder
operantes Konditionieren (belohnte Verhaltensweisen treten
gehäuft auf). Die Verhaltenstherapie betrachtet die Neurose
als fehlangepaßte Verhaltensweise und geht davon aus, daß neurotisches Verhalten verlernt bzw. umgelernt werden kann.

Die Familientherapie geht davon aus, daß die seelischen Erkrankungen ihre Ursache nicht nur im Individuum selbst haben,
sondern Ausdruck gestörter sozialer Beziehungen sind. Familientherapie stellt also eine Art Gruppentherapie dar, die
auf eine natürliche Gruppe, nämlich die Familie, zurückgreift.
Die Familientherapie nimmt an, daß jedes System (z.B. die Familie) durch Regeln und Gesetze verbunden wird. Der system-
theoretisch ausgerichtete Familientherapeut beobachtet die
Familie mit dem Ziel, die Kommunikationsregeln der Familie
kennenzulernen. Er versucht das System zu durchbrechen, indem
er der Familie neue Verhaltensweisen zeigt. Die meisten Fami-
lientherapeuten sind psychoanalytisch orientiert und gehen

weniger direktiv vor. Sie versuchen, die unbewußten Strukturen aufzudecken, die die Verständigung der Familie verhindern.

Meiner Programmtherapie liegt die Annahme zugrunde, daß Individuen, Gruppen und Gesellschaften spezifische Verhaltens- und Interpretationsmuster aufzeigen, denen spezifische Verhaltens- und Interpretationsprogramme zugrundeliegen. Programme sind internalisierte Bewertungs-, Beziehungs- und Handlungsregeln, die in der aktuellen Situation die Funktion haben, das Verhalten koordiniert und zielgerichtet ablaufen zu lassen. Programme werden in der Sozialisation vermittelt. Das aktualisierte und das Verhaltensmuster bestimmende Programm ist ein Produkt der Auseinandersetzung zwischen dem Individuum und seiner sozialen Umwelt. Das Individuum vermittelt selbst seiner sozialen Umwelt Verhaltensprogramme. Prinzipiell ist für mich von Bedeutung, daß jedem Verhaltens- und Interpretationsmuster ein beschreibbares Programm zugrundeliegt, das in bestimmten sozialen Situationen beeinflußbar, modifizierbar und löschbar ist. Ebenso können neue Programme vermittelt werden.

Ich habe in langjähriger und vielschichtiger experimentell-therapeutischer Arbeit die Erfahrung gemacht, daß Programme optimal beeinflußbar sind im Zustand der hypnotischen Entspannung unter der Bedingung, daß der Therapieempfänger an die vermittelten Wirkungszusammenhänge ohne Gegeninterpretation glaubt. Ich trenne zwischen Analyse und Therapie. Die Analyse (Gespräche, Beobachtung sozialer Interaktionen, Äußerung von Emotionen, Einsichten usw.) dient dazu, die individuellen und gruppenspezifischen Verhaltens- und Interpretationsprogramme zu erkennen und festzuhalten. Erst in der Therapie (Hypnose, kooperatives Suggestionstraining) wird das unerwünschte Programm inaktiviert und das erwünschte Programm neu vermittelt. Sowohl Analyse als auch Therapie setzen eine Kooperation zwischen dem Therapeuten und dem Therapieempfänger voraus.

Es wird davon ausgegangen, daß eine effektive Therapie nicht
möglich ist, solange die internalisierten Verhaltens- und Interpretationsregeln - also die Programme, nach denen sich ein
Individuum verhält, nicht bekannt sind. Wenn Verhaltensprogramme nicht erforscht sind, bleibt die Therapie symptomatisch,
mechanistisch und ideologisch. Der Effekt einer solchen Therapie ist der, daß zwar neue Programme zufällig und unkontrolliert vermittelt werden, jedoch die Konfliktursachen unbe-
kannt bleiben.

1.1 Das Verhaltens- und Interpretationsmuster

Das Verhaltens- und Interpretationsmuster ist ein spezifisch
beobachtbares Verhalten, das auf bestimmte Gesetzmäßigkeiten,
Regelmäßigkeiten, Charakteristika, Grundprinzipien, Bezie-
hungsregeln usw. reduzierbar ist bzw. unter bestimmten Gesetzmäßigkeiten verläuft.

1.2 Verhaltens- und Interpretationsprogramme

Die Programme sind internalisierte, das Verhaltens- und Interpretationsmuster steuernde Annahmen über Wirkungszusammenhänge (Wenn-Dann-Regeln), Bewertungs-, Verhaltens- und
Handlungsregeln, Regeln über den spezifischen Ablauf von Verhaltensweisen in sozialen Interaktionen.

Für Analyse und Therapie ist es erforderlich, zwischen Ver-
haltens- und Interpretationsmuster und dem Verhaltens- und
Interpretationsprogramm zu unterscheiden, d.h., zwischen dem
bebachtbaren Verhalten und den dem Verhalten zugrundeliegen-
den Regeln. Hier soll ein Beispiel angeführt werden: Die
Mutter traut dem Sohn nicht zu, daß er eigenständig in der
Lage ist, eine Frau zu finden. Sie setzt sich für seine Be-
lange bei anderen Personen aktiv ein mit dem Wunsch, ihrem
Sohn zu helfen, eine Frau zu finden. Nach eingetretenem Mißerfolg verachtet sie ihren Sohn und stellt ihn als unfähig
dar (Verhaltensmuster). Nach eingehenden Beobachtungen, Ein-
zel- und Familiengesprächen zeigen sich folgende Programme:

"Mein Sohn ist unfähig, selbst eine Frau zu finden. Wenn ich ihm Hilfe anbiete, dann zeigt sich, daß er unfähig ist." Dieses Programm hat sich bei der Mutter entwickelt und stabilisiert aufgrund lang andauernder Agressivität dem Sohn gegenüber. "Ich äußere Wünsche Frauen gegenüber; sobald ich einen Wunsch äußere, fühle ich mich minderwertig". Dieses Programm wurde dem Sohn von der Mutter vermittelt.

1.2.1. Die Entstehung des Programmes

Verhaltensprogramme entstehen in der Sozialisation. Sie werden sozial vermittelt, sind zum Teil gelernt und stellen zum Teil eine individuelle spezifische Antwort auf die spezifische Sozialstruktur und verschiedene soziale Interaktionen, in denen der Mensch verankert ist, dar. Allgemein kann davon ausgegangen werden, daß sich Verhaltensprogramme stabilisieren, wenn das mit ihnen zusammenhängende Verhalten vom Individuum als Belohnung, d.h. bedürfnisbefriedigend erfahren wird. Umgekehrt, wenn ein Verhaltensprogramm bedürfnishemmendes Verhalten, also Verhalten mit unangenehmer Konsequenz, hervorruft, dann erhöht sich die Wahrscheinlichkeit, daß das Programm instabil bzw. inaktiv wird. Trotzdem bleiben unter bestimmten Bedingungen bedürfnishemmende und für das Individuum schädliche Programme unter bestimmten sozialen Bedingungen erstaunlich lange stabil. Verhaltensprogramme, die Ersatzbedürfnisse befriedigen, lassen das Individuum eine Bedürfnisbefriedigung erwarten (Belohnung), so daß es die negativen Konsequenzen des Verhaltens häufig nicht wahrnimmt (z.B. Folgen falscher Ernährung).

Programme werden besonders erfolgreich vermittelt, wenn das Individuum in Kontakt mit der sogenannten stärkeren Realität kommt (unter stärkerer Realität verstehe ich den ein Verhaltensprogramm vermittelnden Interaktionspartner des Individuums, an den es ohne Gegeninterpretation glaubt). Die so vermittelten Programme bleiben erstaunlich lange stabil, inaktiviert werden sie nur dann, wenn das Individuum mit einer neuen stärkeren Realität in Berührung kommt. Da aber meistens die erste stärkere Realität gegen eventuell später auftretende stärkere Realitäten prophylaktisch inaktivierende Programme vermittelt, ist es im Alltag sehr selten, daß stabilisierte Programme inaktiviert werden.

1.2.2. Die Funktion des Programmes

Die wichtigsten Funktionen des Verhaltens- und Interpretationsprogrammes sollen hier angeführt werden:
- das Verhalten soll für die Bedürfnisäußerung und - befriedigung optimal eingesetzt und ausgestattet werden (z.B. mit Informationen, Koordination des Verhaltens usw.);
- das Verhalten soll einheitlich eingesetzt werden (frei von Widersprüchen und Hemmungen);
- störende Verhaltensweisen und soziale Faktoren sollen gehemmt und verhindert werden;
- das Verhalten soll selektiv, differenziert und systematisch eingesetzt werden (z.B. auf bestimmte Reize und Situationen folgen spezifische Aktivitäten und Verhaltensweisen);
- Es sollen Bedingungen geschaffen werden, damit das Verhaltens- und Interpretationsmuster verbessert werden kann (z.B. systematische Lernbereitschaft);
- einzelne Verhaltens- und Interpretationsmuster sollen in ein generelles Verhaltens- und Interpretationssystem integriert werden.

Verhaltensprogramme beeinflussen die Entstehung des Bedürfnisses selbst (z.B. über die internalisierte Bewertungsregel). Da Verhalten, Verhaltensprogramme und Bedürfnisse in engem Zusammenhang stehen, möchte ich auf diesen Aspekt näher eingehen. Verhaltensprogramme bestimmen das soziale Verhalten, das mit der Bedürfnisäußerung und -befriedigung zusammenhängt. Das Verhalten hat die Funktion, Spannungen zwischen einem erstrebten Zustand und einem Mangelzustand zu reduzieren (Bedürfnisbefriedigung). Neben den inhaltlich bestimmten, emotional-erotischen, sozial-integrativen, reaktiven (Milderung von Unlust und Schmerz), regressiven und aggressiven Bedürfnissen (direkte Bedürfnisse) unterscheide ich weiter zwischen Kompromiß- und Ersatzbedürfnissen.

Kompromißbedürfnisse entstehen im Konflikt zwischen einem Programm, das ein direktes Bedürfnis äußert und einem Programm, das die Hemmung auf diese Bedürfnisäußerung bestimmt. Das Kompromißbedürfnis ist beispielsweise die Äußerung eines neurotischen Symptoms (wie hysterische Symptomatik, Hypochondrie usw.). Ersatzbedürfnisse entstehen stellvertretend für die Äußerung direkter Bedürfnisse (z.B. übermäßiges Essen nach der Verhinderung direkter Bedürfnisse).

Programme äußern und befriedigen nicht nur Bedürfnisse, sie haben auch bedürfnishemmende Funktion und koordinieren somit die individuelle Bedürfnisäußerung. Folgen bedürfnishemmender Programme sind beispielsweise Hoffnungslosigkeit, permanenter Ärger, mangelnde Fähigkeit, sich zu entspannen. Häufig sind Programme ineffektiv, d.h., sie sind nicht in der Lage, bedürfnisbefriedigendes Verhalten zu steuern. Folgen solcher ineffektiver Programme sind z.B. Hyperaktivität, erfolglose Versuche, sexuelle Spannung zu lösen usw.

Generell haben die Verhaltensprogramme die Funktion, eine Fülle von Erlebnissen, Eindrücken, Erfahrungen, möglichen Verhaltensweisen usw. so zu ordnen, daß in der aktuellen Situation eine individuelle Bedürfnisbefriedigung möglich wird.

1.2.3. Die Aktualisierung des Programmes

Ein bestimmtes Programm ist dann aktualisiert, wenn es nicht nur latent, sondern aktiv verhaltenswirksam ist und das Verhaltens- und Interpretationsmuster steuert.
Ein Programm wird aktualisiert durch:
- die Erfordernisse der aktuellen Situation (z.B. Examensbedingungen, soziale Erwartungen, klimatische Bedingungen);
- die spezifische aktualisierte Bedürfnisstruktur (z.B. Hunger, Wunsch nach einem sozialen Ziel usw.);
- die Assoziation der aktuellen Situation mit schon ähnlich durchgelebten Situationen;
- das aktualisierte Bewußtsein, die Empfindung, Emotionen usw. (z.B. die Person fühlt sich krank, ist traurig usw.).

1.2.4. Das individuelle Programm

Unter dem individuellen Programm verstehe ich Annahmen, Bewertungs-, Verhaltens- und Interpretationsregeln, an denen sich das individuelle Verhalten orientiert und durch die es gesteuert wird. Ich unterscheide zwischen bewußten und unbewußten individuellen Programmen.

1.2.5. Das gruppenspezifische Programm

Hier wird unterschieden zwischen direkten und indirekten gruppenspezifischen Programmen. Direkte Programme sind gemeinsame Annahmen, Bewertungs-, Verhaltens- und Interpretationsregeln, an denen sich jedes Gruppenmitglied rollenspezifisch orientiert, die von der Gruppe vorgegeben sind und die das gruppenspezifische Verhalten steuern. Direkte Programme sind meistens bewußt verbalisiert und beispielsweise in Satzungen festgehalten. Indirekte Programme sind den Gruppenmitgliedern weitgehend nicht bewußte, in jedem Gruppenmitglied spezifisch wirkende, in der Gruppeninteraktion oft gegenseitig vermittelt und auf die Gruppe bezogene individuelle Verhaltensregeln, die erst in der Interaktion bestimmte gruppenspezifische Verhaltens- und Interpretationsmuster steuern.
Ebenso unterscheide ich gesellschaftliche Programme, in denen verschiedene Gruppen in übergeordnete Organisationen, diese in Staatsgebilden usw. integriert sind.
Auch hier unterscheide ich zwischen direkten, bewußten und indirekten, unbewußten Programmen.

1.3. Klassifikation der individuellen Programme

Nach dem Wirkungsbereich unterscheide ich
a) partielle Verhaltens- und Interpretationsprogramme (z.B. das das Rauchen steuernde Programm)
b) generalisierte Verhaltens- und Interpretationsprogramme (z.B. politische und religiöse Einstellung)
Partielle und generalisierte Verhaltensprogramme beeinflussen sich gegenseitig.

Nach der spontanen Wandlungsfähigkeit der Programmregeln
unterscheide ich
a) stabil fixierte Programme (die Programmregeln bleiben von
   Situation zu Situation unverändert),
b) stabil offene Programme (die Regeln sind trotz Stabilität
   offen für Veränderungen),
c) instabile Programme (die Programmregeln ändern sich fort-
   während).

Nach der Konstanz des Auftretens in einem definierten Zeitraum unterscheide ich
a) langfristig wirkende Programme (in bestimmten Situationen
   wird immer wieder dasselbe Programm aktualisiert),
b) kurzfristig wirkende Programme (in bestimmten Situationen
   wird mal das eine, mal das andere Programm aktualisiert),
c) einmalige Programme.

Nach der Wirkung unterscheide ich zwischen
a) inaktivierten Programmen (das Verhaltens- und Interpretationsprogramm wird durch die früher wirkenden Programme
   nicht mehr bestimmt),
b) latenten Programmen (das Programm wird im geeigneten Augenblick aktualisiert und ist wirkungsbereit),
c) aktiven aktualisierten Programmen (das Verhaltens- und
   Interpretationsmuster wird aktuell bewußt oder unbewußt
   vom Programm gesteuert).

1.4. Programme, gesundheitsschädliches Verhalten und Krankheitssymptom

Ich konnte die Beobachtung machen, daß gesundheitsschädliche
Verhaltensweisen, beispielsweise das Suchtverhalten, Nichtbeachtung von Krankheitszeichen, aber auch komplexe gesundheitsschädliche Verhaltensmuster wie das Verhalten des Typus A von
Rosenman, das für den Herzinfarkt prädisponierend sein soll,
oder das harmonisierend-exponierende Verhalten, das meinen
Untersuchungen zufolge die Krebserkrankung mitbestimmt, durch

bestimmte Programme gesteuert sind. Beispielhaft sollen einige Programmregeln des von mir erforschten wir-harmonisierend-exponierenden Verhaltensmusters dargestellt werden: "Wenn ich von einer Person oder einer Gruppe ausgestoßen, zurückgewiesen oder vernachlässigt werde, dann verstärke ich meine Bemühungen, mit diesen Personen ein harmonisches Verhältnis zu erzielen. Wenn ich die ausstoßende Person mag, dann bin ich voll bereit, meine eigenen Bedürfnisse zurückzustellen und nur auf die Bedürfnisse und Wünsche der anderen Person einzugehen. Wenn es weiter Beziehungsschwierigkeiten gibt, dann bin ich bereit, pausenlos zu arbeiten, auf eigene Krankheitssymptome nicht zu achten, Medikamente einzunehmen, usw. Wenn Ärger oder Haß bei mir auftaucht, dann zeige ich das meinen Mitmenschen nicht. Wenn ich endgültig hoffnungslos bin, dann zeige ich mich nach außen angepaßt und fröhlich. Innerlich gebe ich mich und meine Wünsche auf."

Zum differentialdiagnostischen Vergleich hier ein Verhaltensprogramm eines Herzinfarktpatienten:
"Ich bin der wichtigste Mensch. Wenn mich jemand angreift oder enttäuscht, dann entwerte ich ihn in meinen Augen und in den Augen anderer. Um andere zu überzeugen, wie wichtig ich bin, muß ich immer arbeiten. Da meine Person sehr wichtig ist, ärgert mich jeder Angriff auf sie. Selbst, wenn ich mich sehr ärgere, bleibe ich innerlich hart und weiche dem Konflikt nicht aus.Wenn man mich zu sehr ärgert, dann verliere ich über mich jegliche Kontrolle".

Selbst die Entstehung von Krankheitssymptomen und der Krankheitsverlauf werden häufig durch Verhaltensprogramme gesteuert. Beispielsweise konnte ich in einer Studie nachweisen, daß der akute Ausbruch von Erkältungskrankheiten mit Situationen in Verbindung zu bringen ist, in denen sich das Individuum kurzfristig und meistens unerwartet überfordert fühlt. In diesem Zusammenhang sprach ich von der programmresultierenden Funktion eines noch unbekannten immunobiologischen Systems. In der näheren Einzelfallstudie konnte ich die speziellen Programmregeln, die mit dem Ausbruch der Erkrankung zusammenhängen, untersuchen. Hier soll ein Beispiel angeführt werden: "Wenn mich eine Situation bedroht und ich mich in ihr unwohl und angstvoll fühle, dann bekomme ich hohes Fieber. Das Fieber hält so lange an, so lange die bedrohliche Situation anhält". So zum Beispiel bekam ein junger Mann, kurz bevor er zum Standesamt gehen wollte, plötzlich hohes Fieber. Als das Pärchen am nächsten Morgen beschlossen hatte, nicht zu heiraten, war das Fieber schlagartig weg.

Auch die Verhinderung eines beinahe als notwendig zu erachtenden Krankheitsausbruchs verläuft nach Programmregeln. Auf der Heidelberger Hauptstraße sitzt im tiefsten Winter ein Mann dünn bekleidet täglich fünf Stunden auf der Straße. Nach 10 Tagen frage ich ihn, ob er keine Angst habe, sich zu erkälten. Er antwortete: "Ich habe im Leben gesündigt und wenn ich dafür bestraft werde, dann tut das gut. Davon wird man nicht krank". Natürlich wird Kranheitsausbruch und -verlauf nur bedingt durch Programmregeln gesteuert. Häufig ist es so, daß gesundheitsschädliches Verhalten (z.B. übermäßiges Rauchen, falsche Ernährung) durch Programme gesteuert wird. Dieses setzt dann pathophysiologische Prozesse in Gang (z.B. die krebserzeugende Wirkung von Teer beim Rauchen). Bei gesundheitsschädlichem Verhalten bleibt es offen, ob die körperliche Reaktion auf dieses auch durch Programme mitbestimmt ist. Ich habe mehrere Raucher prospektiv befragt, wie das Rauchen auf sie wirkt. Personen, die später Bronchialkarzinom bekamen, nahmen an, daß das Rauchen äußerst schädlich auf die Gesundheit wirkt, daß ihr Wille aber zu schwach sei, es aufzugeben. Aus diesem Grund würden sie auf die schädlichen Folgen des Rauchens schon gar nicht achten. Die Raucher, die 10 Jahre nach der Befragung kein Bronchialkarzinom entwickelt haben, vertraten den Standpunkt, daß das Rauchen solange nicht schädlich ist, solange sie der emotionalen Bedürfnisbefriedigung den Vorrang geben und solange sie sich wohlfühlen. Da sie das tun, haben sie keine Angst vor den Folgen des Rauchens.

Auch pathogene Emotionen wie Gefühle der Hoffnungslosigkeit, chronische Angst, Aufregung usw. werden durch Programme ge-

steuert. Sie ergeben sich immer dann, wenn bestimmte hemmungserzeugende Verhaltensprogramme andere Verhaltensprogramme verhindern, die mit der Äußerung wichtiger Bedürfnisse zusammenhängen. Aus diesem Grund unterscheide ich folgende Beziehungen von Verhaltensprogrammen und Bedürfnissen:
a) bedürfnisäußernde und -befriedigende Verhaltensprogramme,
b) bedürfnishemmende und -hindernde Verhaltensprogramme.
Auch Verhaltensstörungen sind durch Programme gesteuert. Ich gehe davon aus, daß ein individueller Konflikt, der sich zum Beispiel in neurotischem Verhalten manifestiert, ein Konflikt von mindestens zwei oder mehreren internalisierten und gleichzeitig aktualisierten verhaltenssteuernden Programmen ist. So kann sich z.B. ein Mensch in einer aktuellen Situation gleichezitig an zwei widersprüchlichen Verhaltens- und Interpretationsprogrammen orientieren. Ein Programm kann beispielsweise ein sexualfreundliches Verhalten steuern, ein anderes kann die Sexualität und die Sexualerregung negativ bewerten. Wenn das zweite Programm die Hemmungen beeinflußt, während das erste Programm das sexualäußernde Verhalten steuert, kann es in einer aktuellen Situation zu Angstgefühlen kommen. Ein Verhaltens- und Interpretationsprogramm kann z.B. den Menschen motivieren, in einem Sozialkontext zu leben, in dem er durch andere Verhaltens- und Interpretationsprogramme verhindert ist, seine Bedürfnisse zu äußern, die wiederum durch dritte Programme geformt und geäußert wurden.

In der Entwicklung von gesundheitsschädlichem Verhalten kommt es häufig zu einer Übereinstimmung von individuellen, gruppenspezifischen und gesellschaftlich-kulturellen Programmen. Ich habe diese Programmübereinstimmung bei Krebskandidaten und -patienten und ihren Angehörigen erforscht. Hier soll ein typisches Beispiel angeführt werden:
1. Familiäre Programmvermittlung gegenüber dem Krebskandidaten
- Du sollst immer harmonisch und ausgeglichen sein
- Wenn du negative Erlebnisse hast, sollst du dich zurückstellen
- Dabei kannst du von keinem Verständnis für deine Probleme erwarten
- Du sollst andere Menschen immer im positiven Licht sehen

und ihnen gegenüber nie aggressiv sein - Bei Schwierigkeiten sollst du allem standhalten, nicht ausweichen, klagen oder dich zurückziehen.
- Nicht du, sondern dein Schicksal wird über dich entscheiden.

2. Individuelles Programm des Krebskandidaten
- Ich zeige mich in allen Situationen harmonisch und ausgeglichen.
- Nach negativen Erlebnissen stelle ich meine Gefühle und Bedürfnisse zurück.
- Wenn ich Schwierigkeiten habe, belästige ich damit andere nicht.
- Die meisten Menschen sind mir gegenüber gut und großzügig.
- Wenn Schwierigkeiten auftreten, halte ich stand und weiche nicht aus.
- Ich kann mein Leben nicht beeinflussen. Ich gebe mich nicht selbst auf, ich werde höchstens vom Schicksal aufgegeben.

Das Beispiel zeigt, daß das wir-harmonisierende und exponierende Verhalten, das im Endeffekt jegliche Ausweichmöglichkeit des Individuums von schädlichen emotionalen, sozialen und physischen Einwirkungen blockiert, nicht nur individuell, sondern auch gruppenspezifisch (z.B. familiär) bestimmt wird. Die Krankheit wird also gesellschaftlich, gruppenspezifisch und individuell programmiert. Ohne die detaillierte Kenntnis der Programme bleibt jede Krankheitslehre einseitig.

2. Methoden der Programmanalyse

Da die Programme individuell inhaltlich spezifisch sind, kann nicht davon ausgegangen werden, daß die Programmqualität bis hin zu den subtilen Einzelheiten mit standardisierten Methoden erhoben werden kann. Standardisiert können nur Verhaltens- und Interpretationsmuster erfaßt werden, z.B. durch standardisierte Fragebögen, systematische Beobachtung usw. Wenn sich zwei Personen harmonisierend und exponierend verhalten, dann ist ihr Verhaltens- und Interpretationsprogramm noch lange nicht identisch. Für die therapeutische Beeinflussung wird aber eine möglichst genaue Programmanalyse vorausgesetzt. Aus diesem Grunde muß die Programmanalyse individuell eingesetzt werden, und trotzdem muß eine Methode gefunden werden, in der die Ergebnisse der Analyse und die Kriterien standardisiert und vergleichbar sind. Dieses Problem wird wie folgt angegangen: In einem problemorientierten freien Gespräch werden im Hinblick auf das unerwünschte Verhalten klärende Fragen gestellt. Danach werden erste Hypothesen über Verhaltens- und Interpretationsmuster und über das steuernde Programm aufgestellt. Im Anschluß werden die wichtigsten Interaktionspartner befragt und die soziale Interaktion mit dem Therapieempfänger analysiert. Aufgrund der Analyse der Interaktion ergeben sich zusätzliche Hypothesen. Danach schließt sich die Einsichtsanalyse an, in der das Interpretationsmuster des Therapieempfängers noch näher kennengelernt wird. Die Einsichtsanalyse kann auch mit Bezugspersonen durchgeführt werden. Auch hier werden spezifische, eventuell modifizierende Hypothesen zum Verhaltens- und Interpretationsmuster und zum Programm aufgestellt. Häufig kennt der Therapieempfänger seine Programme selbst nicht. In diesem Fall sind zusätzliche Analysen von Emotionen notwendig. Die Analyse ist dann beendet, wenn es möglich wird, das spezifische Verhaltens- und Interpretationsmuster sowie das Programm derart zu beschreiben bzw. definieren, daß diese nicht in Widerspruch mit dem beobachtbaren Verhalten geraten. Es ist erwünscht, daß zwei Therapeuten möglichst zur selben Definition des Verhaltens- und Interpretationsmusters und des Programms kommen. Deswegen sind zusätzliche methodische Regeln des Vorgehens in der Analyse erforderlich. So werden beispielsweise die Verhaltensregeln sprachlich standardisiert ausgedrückt. Die Darstellung der Regeln wird von der Motivation und der Interpretation der Regeln getrennt. Die Intensität der Analyse hängt von der Komplexität des unerwünschten Verhaltens ab. Beispielsweise beim Rauchen ist es sehr einfach, das Verhaltensprogramm zu erforschen. In der Regel genügt ein halbstündiges problemorientiertes Gespräch. Viel komplexer wird es, wenn Angstgefühle oder gesundheitsschädliche Verhaltensmuster erforscht werden.

2.1. Freies problemorientiertes Gespräch

Das freie Gespräch zeigt zunächst zwei grundsätzliche Wege auf: Wenn der Therapieempfänger ein Symptom bzw. ein unerwünschtes Verhalten eindeutig inaktivieren will, und wenn nicht anzunehmen ist, daß er im Gespräch entgegengesetzte Motivationen verdeckt - also daß es unbewußte Programmsteuerungen gibt - dann kann ein freies Gespräch schon dazu dienen, Verhaltens- und Interpretationsprogramme zu beschreiben. Das ist z.B. der Fall bei einem stark ausgeprägten Wunsch, das Rauchen aufzugeben, sich von einem chronischen Schmerz zu befreien usw. Häufig ist es aber so, daß im freien Gespräch stabilisierte Programme überspielt werden. Beispielsweise überspielt ein extrem an der Mutter orientierter Sohn jegliche Bindung an seine Mutter. Da kann nur die Beobachtung von Interaktionen und die Aussage von Bezugspersonen zur weiteren Hypothesenbildung führen.

2.2. Beobachtung und Aktualisierung von sozialen Interaktionen

Nachdem freie Gespräche mit dem Therapieempfänger und den Bezugspersonen durchgeführt wurden, werden beide in der sozialen Interaktion beobachtet. Sie verläuft entweder im Therapieraum oder bei den Interaktionspartnern zu Hause oder an einer anderen Stelle. Aus dem Widerspruch zwischen Äußerungen im freien Gespräch und dem beobachteten Verhalten in sozialen Interaktionen werden zusätzliche Hypothesen gebildet. Zum Beispiel äußert eine Frau im Gespräch, sie würde von ihren Bezugspersonen nur Zärtlichkeit und Verständnis erwarten, in der sozialen Interaktion provoziert sie jedoch aggressives Verhalten bei ihren Bezugspersonen und kritisiert es danach. Aufgrund des Gesprächs konnte ein harmonisierendes

Verhalten beobachtet werden, aufgrund der Beobachtung der
Interaktion ein Wunsch nach aggressivem Verhalten von seiten
ihrer Bezugspersonen. Zusätzliche Einsichts- und Emotionsanalysen erlauben z.b. dann die Feststellung, daß sich die Person
nach zwei Programmen orientiert: "Wenn ich Zärtlichkeit bekomme, fühle ich mich wohl" und "Wenn ich meine Bezugsperson
zur Aggressivität provoziere, empfinde ich sexuelle Erregung".
Der Programmkonflikt ruft beim Therapieempfänger Angst hervor.
Die sexuellen Phantasien geraten offensichtlich in Widerspruch
zu dem Wunsch nach einem harmonisierenden Verhältnis.

In der Beobachtung von Bezugspersonen auch in Verbindung mit
dem freien Gespräch kann auch die Programmvermittlung und
damit das Programm beim Therapieempfänger transparent werden.
Wenn beispielsweise die Mutter einen Wunsch äußert, daß ihr
Sohn eine Frau findet, sich dabei aber sichtlich betroffen
gibt, dann können Hypothesen über hemmungserzeugende Programme
beim Sohn aufgestellt werden. Dieses Verhalten kann eventuell
in Einklang gebracht werden mit seiner Äußerung: "Ich würde
gern eine Frau kennenlernen, habe aber Angst davor". Das Programm des Sohnes lautet in diesem Fall: "Ich zeige große Bereitschaft, eine Frau kennenzulernen. Wenn ich eine Frau kennenlerne, fühle ich Beklemmung, Angst und bekomme ein schlechtes
Gewissen." Die unbewußten Programme werden auch durch die Anwendung von Hypnose erforscht.

2.3. Analyse von Einsichten

Wenn im freien Gespräch und bei der Beobachtung von Interaktionen spezifische Hypothesen über das Verhaltens- und Interpretationsmuster und das Programm des unerwünschten Verhaltens
aufgestellt worden sind, dann können durch die Analyse von
Einsichten und Interpretationsweisen zusätzliche, noch spezifischere Hypothesen aufgestellt werden. So können z.B. die Bedingungen präzisiert werden, unter denen das unerwünschte
Verhalten auftritt. Weiter können sich spezielle Abwehrhaltungen gegen das sich andeutende erwünschte Verhalten zeigen

(z.B. Ängste). In der Einsichtsanalyse wird der Grad der Bereitschaft, das unerwünschte Verhalten aufzugeben, deutlich.

2.4. Analyse und Beobachtung von Emotionen

Die Analyse von Emotionen wird dann eingesetzt, wenn freies Gespräch, die Beobachtung von sozialen Interaktionen und die Einsichtsanalyse keine brauchbaren Hypothesen über das Verhaltensprogramm ermöglichen. Zum Beispiel weiß ein Partner nicht, wie er emotional zu seiner Bezugsperson steht. In der Emotionsanalyse äußert er Gefühle, angenehme und unangenehme Empfindungen und emotional gefärbte Erwartungen. Damit wird es möglich, auf unbewußte emotionale Regungen zu schließen und somit Hypothesen über Programme aufzustellen ("Das Zusammensein mit meinem Ehemann ekelt mich an. Eine solche Empfindung äußert man nicht").

Eine andere Analyse zeigt, daß sich in dauerndem Streit befindliche Bezugspersonen emotional sehr angezogen fühlen, aber Angst vor Enttäuschung haben. Das Programm: "Mein Partner erregt mich sehr. Mit keinem fühle ich mich so wohl wie mit ihm. Mein Partner ist unzuverlässig und wird mich enttäuschen".

Der Therapeut verhält sich im Gespräch bei der Beobachtung von Interaktionen und Aktualisierung von Emotionen freundlich neutral und analysierend. Er gibt so wenig wie möglich Deutungen, versucht aber trotzdem die aktive Mitarbeit in der Analyse des Therapieempfängers aufrecht zu erhalten und zu fördern. Von daher beantwortet er auch Fragen, die vom Therapieempfänger gestellt werden. Der Therapeut muß sich trotzdem bewußt sein, daß auch die analytische Kommunikation therapeutische Nebeneffekte herbeiführt. Außerdem können zusätzliche Methoden wie das Einsichtstraining (Veränderung von Programmen aufgrund der Vermittlung neuer Einsichten im Gespräch), das Emotionstraining (Veränderung des Programms aufgrund aktualisierter und wahrgenommener Emotionen) und das sozial-interaktive Training (soziale Beeinflussung des Programms) therapeutisch angewandt werden, um das erwünschte Verhalten durch Programmveränderung zu erzielen. Diese Methoden wurden ausführlich in meiner Arbeit:"Versuch eines sozialwissenschaftlichen Beitrages für eine interdisziplinär angelegte präventive und kurative Therapie organischer Erkrankungen" dargestellt. Ich gehe davon aus, daß die effektivste Programmvermittlung und Inaktivierung im sog. kooperativen Suggestionstraining und im Zustand der hypnotischen Entspannung möglich ist. Aus diesem Grund soll nun im folgenden diese Methode näher behandelt werden.

3. Methode der Vermittlung neuer erwünschter Programme und Inaktivierung unerwünschter Programme

Ich gehe davon aus, daß unerwünschte und für das Individuum schädliche Verhaltensprogramme inaktiviert und erwünschte Verhaltensprogramme neu vermittelt werden können im Zustand der hypnotischen Entspannung unter der Bedingung, daß der Therapieempfänger keine Gegeninterpretation zum vermittelten Programm zum Zeitpunkt der Vermittlung aufstellt und daß er mit dem neu vermittelten Programm bedürfnisbefriedigende Verhaltensweisen entwickelt und sich somit letztlich selbst verstärkt bzw. belohnt.

Eine weitere Bedingung für die Stabilisierung des neu vermittelten Programms ist die, daß der Therapieempfänger in der Lage ist, das erwünschte Verhalten kognitiv und emotional vorwegzunehmen und es intensiv zu erleben. Ich nehme an, daß eine starke Bindung des Kindes an das Elternhaus, die Vermittlung von ideologischen Programmen, die eine starke Bindung an eine Gruppe oder Organisation hervorrufen oder die Vermittlung von Programmen, die eine extreme Bindung an einen Sexualpartner hervorrufen, auch unter den oben erwähnten Bedingungen ablaufen. Dabei wird das Individuum oft "betrogen", d.h., ein vermitteltes Verhaltensprogramm ist für den Men-

schen und seine Bedürfnisäußerung gar nicht so nützlich, wie
es in der Programmvermittlung klingt. Häufig werden auch negative Konsequenzen eines Verhaltens nur vorgetäuscht, z.b.
gesundheitsschädliche Folgen der Onanie. So werden bedürfnishemmende Programme entwickelt, die im Interesse von bestimmten Institutionen stehen (z.B. der Kirche). Auch angenehme
Konsequenzen von bestimmten Verhaltensweisen werden häufig
mit unrealistischen Bedingungen in Verbindung gebracht ("Du
kannst Dich nur dann wohlfühlen, wenn Du Deine Mutter liebst").
Diese Mechanismen der interessenbezogenen Programmvermittlung stellen die Grundbedingungen für die menschliche Manipu-
lation dar. So suggeriert z.b. die Zigarettenindustrie "Wenn
Du rauchst, fühlst Du Dich wohl". Diese Suggestion kann leicht
zum internalisierten Programm werden "Wenn ich rauche, fühle
ich mich wohl". Damit wird das Ich, d.h. die individuelle Fähigkeit, nützliche und bedürfnisbefriedigende Verhaltensprogramme
einzusetzen, äußerst geschwächt. Ich gehe davon aus, daß verhaltensgestörte Personen, aber vor allem Personen, die sich gesundheitsschädlich verhalten und die ihre chronisch verhinderte Bedürfnisäußerung nicht mehr unter Kontrolle bekommen können, im Alltag aber auch in psychotherapeutischen Situationen
nur äußerst selten in die Lage kommen, sich gegen bedürfnishemmende Programme durchzusetzen. Das liegt daran, daß sich
die genannten optimalen Bedingungen der Programmvermittlung
durch die störende Wirkung der aktualisierten Programme schwer
herstellen lassen. Wenn in der Psychoanalyse, in der Gesprächs-
oder Verhaltenstherapie in relativ langfristiger Arbeit neue
Verhaltens- und Interpretationsprogramme angestrebt werden,
dann ergibt sich ein Programmkonflikt, aber noch nicht unbe-
dingt eine wirksame Überwindung von bedürfnishemmenden und
konflikterzeugenden Programmen.

Ich gebe zu, daß sich in der psychotherapeutischen Situation
neue und für das Individuum sehr nützliche Verhaltensprogramme erkennen und definieren lassen, diese werden aber äußerst
schwer und nur sehr selten stabilisiert, obwohl therapierte
Personen häufig eine ausgeprägte emotionale Abhängigkeit vom
Therapeuten zeigen, bereit sind, an diesen zu glauben und sich

in der therapeutischen Situation zum Teil wohlfühlen. Bei
genauer Analyse dieser therapierten Personen zeigt sich, daß
Hemmungen und Ängste verstärkt auftreten, daß schädliche Verhaltensprogramme nicht instabilisiert, eher sogar aktualisiert
werden. In dieser Angst und Ohnmacht klammert der Therapierte
sich an seinen Therapeuten als eine Art Pseudoalternative. Im
Grunde ähnelt er einem hilfe- und trostsuchenden Menschen, der
in der Therapie seine Probleme nicht bewältigen kann, d.h.,
von seinem steuernden Programm nicht loskommt. Bloßes freies
Assoziieren, Reflexion über sich und die Umwelt oder wildes
emotionales Schreien hilft als Agitation gegen ein internali-
siertes und pathogenes Programm nur sehr wenig. Es ist sogar
anzunehmen, daß das Selbstbewußtsein einer therapierten Person noch stärker in Widerspruch gerät mit dem hemmenden Verhaltensprogramm. Der Vermittler des ursprünglichen Programms
bleibt die stärkere Realität und somit bleibt das Programm
wirksam. Weder das schwache Ich noch die Person des Therapeuten kommen in die Lage, neue Programme zu stabilisieren.
Aus diesem Grund sind z.B. psychotherapeutische Sitzungen
über Jahre hinweg erforderlich.

Die Therapie der Programmvermittlung analysiert in Gesprächen
und Beobachtung Konflikte, Bedürfnisstrukturen, Emotionsäußerungen, soziale Interaktionsregeln und schließt daraus
auf vorhandene Programme und Programmkonflikte. Danach werden im gemeinsamen Gespräch mit der Person die therapeutischen
Ziele festgelegt und das Alternativprogramm definiert. Die
Bedingung der Vermittlung ist der hypnotische Zustand der
Entspannung, wobei das Gespräch, die Einsicht, die Emotionsäußerung usw. als Bedingung für die Analyse angesehen werden.
In der hypnotischen Entspannung wird die Person zunächst in
den Zustand versetzt, daß sie den Therapeuten als sogenannte
stärkere Realität wahrnimmt und akzeptiert. Die stärkere Realität ist definiert als Person, an deren Vermittlung ohne
Aufkommen von Gegeninterpretationen geglaubt wird. Diesen Zustand nutzt der Therapeut aus, um unerwünschte Verhaltensprogramme zu inaktivieren und neue erwünschte Verhaltensprogramme zu stabilisieren und zu vermitteln, indem er diesen
eine positive Konsequenz zuschreibt, die von dem Therapie-

empfänger wahrgenommen wird. Im neuen Programm kann selbst
die Reaktion der Verstärkung eingeplant werden (z.b. "Wenn
Du nicht rauchst, fühlst Du Dich wohl). Aufgrund vorhergehender Analyse können pathogene Programme inaktiviert werden
(z.B. "Wenn es Deinem Vater schlecht geht, dann fühlst Du Dich
nicht unwohl, wie Du es bisher getan hast"). Die Programmvermittlung nenne ich kooperatives Suggestionstraining, womit
ausgedrückt wird, daß die Programmvermittlung nur in Kooperation geschieht und aufgrund gemeinsamer Zielsetzung. Selbststeuerung aufgrund des neu vermittelten Programms ist das
oberste Ziel der Therapie. Das Ich soll befreit werden von
pathogenen Programmen, unter denen es leidet. Die Therapieempfänger werden aus diesem Grund nicht therapie- und therapeutenabhängig, sie erkennen das Verhältnis von ihrem Verhalten zum Verhaltensprogramm und fordern vom Therapeuten eine
Dienstleistung wie vom Zahnarzt oder Chirurgen (an den sie ja
auch glauben sollen).

Nun gibt es auch soziale Faktoren, die Verhaltensprogramme
aktuell bestimmen. Es gibt also soziale Interaktionen und objektive Zustände, ohne deren Veränderung das pathogene Programm stabil bleiben muß. In diesem Fall beginnt der Bereich
der Sozialbetreuung und Sozialpolitik. Beispielsweise kann ein
Mensch, der leidet, aber das Richtige tut, in seinem Programm
nicht verändert werden, wenn ihm die Gesellschaft unrecht tut.
Die beiden Methoden - hypnotische Programmvermittlung und Inaktivierung in Bezug auf eine pathogene Sozialisation und die
aktuelle Sozialpolitik (kollektive und gruppenspezifische
Programmanalysen und Programmveränderung) - müßten Hand in
Hand gehen und sind ergänzungswürdig. Die Erfolge der Programmvermittlung durch kooperatives Suggestionstraining und
das individuelle Bedürfnis danach lassen diese Methode als
nützlich erscheinen. Selbst wenn die meisten pathogenen Konflikte eine interaktionale Sozialstruktur aufweisen, kann
durch die Programmvermittlung und -beeinflussung, durch die
Veränderung des individuellen Verhaltens eine Veränderung
der sozial-interaktionalen Struktur erreicht werden.

3.1. Verlauf der therapeutischen Kommunikation

An dieser Stelle soll der Verlauf der therapeutischen Kommunikation zwischen Therapieempfänger und Therapeuten und die Methode der Programmvermittlung näher beschrieben werden. Methodisch wird der Versuch unternommen, die Programmtherapie zu standardisieren. Die Vorgehensweise und die Überprüfung des Therapieeffektes sollen transparent gemacht werden, so daß verschiedene Therapeuten zum gleichen Ergebnis kommen können. Die wichtigsten Schritte werden im folgenden angeführt:

- Der potentielle Therapieempfänger wendet sich an den Therapeuten und berichtet über sein Problem, Symptom oder unerwünschtes Verhalten (z.B. er raucht, obwohl es vom Arzt strengstens verboten ist, möchte das Rauchen aufgeben, schafft es aber nicht aus eigener Kraft).
- Es schließt sich ein klärendes Gespräch und eine Kommunikation an, aufgrund derer entschieden wird, ob eine Therapie indiziert oder kontraindiziert ist.
- Wenn die Entscheidung getroffen ist, die Therapie zu beginnen, dann wird der Therapieempfänger in die Analyse genommen. Wenn nötig, werden seine Bezugspersonen hinzugezogen.
- Nach dem analytischen Gespräch und der analytischen Beobachtung werden das Verhaltensmuster, das Interpretationsmuster und das steuernde Programm definiert.
Das Programm ist dann definiert, wenn es nicht mehr in Widerspruch zu den Daten der Analyse gerät.
- Die Analyse des Therapeuten wird dem Therapieempfänger mitgeteilt. Es wird der Versuch unternommen, gemeinsam mit dem Therapeuten das unerwünschte Verhalten, das erwünschte Verhalten und das Programm, das beiden Verhaltensweisen zugrundeliegt, zu definieren und einen Konsensus zwischen dem Therapieempfänger und dem Therapeuten zu erzielen. Wenn der Konsensus nicht erreicht wird, muß die therapeutische Kommunikation unterbrochen werden.
- Wenn der Konsensus erreicht ist, wird folgendes schriftlich festgehalten:
  a) genaue Definition des unerwünschten Verhaltens (Verhaltensmuster, Interpretationsmuster, Programm, erzielter

Konsensus zwischen Therapieempfänger und Therapeut),
b) genaue Beschreibung des erwünschten Verhaltens,
c) Angabe von Gründen, die für das Aufrechterhalten des unerwünschten Verhaltens sprechen und Angabe von Gründen, die die Herbeiführung des erwünschten Verhaltens stützen.
- Herbeiführung des Zustands der hypnotischen Entspannung, in dem die neue Programmvermittlung geschieht.
- Bericht über den Therapieverlauf und erste Kontrolle des Therapieerfolges. Das Verhalten des Therapieempfängers und seine Äußerungen nach der Therapie sowie das Eintreten des erwünschten und die Inaktivierung des unerwünschten Verhaltens werden protokolliert. Wenn nach drei Sitzungen (individuelle oder in der Gruppe) von jeweils einer Stunde das erwünschte Verhalten nicht eintritt und das unerwünschte Verhalten stabil bleibt, und wenn sich kein kumulativer Effekt einstellt, dann kann davon ausgegangen werden, daß entweder die Analyse falsch war oder die Methode der Programmvermittlung fehlerhaft ist (z.B. wenn der Therapieempfänger in der Programmvermittlung Gegeninterpretationen entwickelt hat).
In solchen Situationen kann folgendes beschlossen werden:
a) eine erneute Analyse durchzuführen, b) eine erneute Programmvermittlung durchzuführen, c) abzuwarten, ob der kumulative Effekt eintritt. Unter kumulativem Effekt verstehe ich das Phänomen des plötzlichen Auftretens des erwünschten Verhaltens nach einer Phase des Mißerfolgs, ohne daß dabei seitens des Therapeuten neue Interventionen vorgenommen werden.
- Systematische Kontrolle nach standardisiert festgelegten Kriterien in standardisiert festgelegten Zeitabständen. So wird zum Beispiel das Ergebnis der Rauchertherapie nach drei, sechs und zwölf Monaten durch eine dritte Person kontrolliert. Dabei werden der Therapieempfänger und eine nahestehende Bezugsperson befragt.

Auch in der Methode der Programmvermittlung wird standardisiert vorgegangen.
- Zuerst wird eine allgemeine Entspannung suggeriert. "Sie

atmen tief und ruhig. Sie fühlen sich sehr angenehm. Ihre
Muskeln sind vollkommen entspannt. Sie sind vollkommen ruhig
und ausgeglichen usw."
- Andeutung von Möglichkeiten der Selbststeuerung "Sie können
diesen Zustand der Ruhe und Entspannung in Zukunft immer
selbst herbeiführen nach dem Satz "Ich bin vollkommen ruhig
und entspannt".
- Vermittlung einer neutralen Haltung gegenüber dem unerwünschten Verhalten "Das Rauchen ist Ihnen zunehmend gleichgültig.
Der Anblick einer Zigarette reizt Sie überhaupt nicht".
- Die hypnotische Entspannung wird vertieft. Es wird angenehme Müdigkeit suggeriert mit einem starken Schlafbedürfnis. Danach wird die Aufmerksamkeit für die sprachliche
Empfänglichkeit verstärkt. ("Sie fühlen sich ruhig und angenehm entspannt. Obwohl Sie angenehm müde sind, nehmen Sie
jeden Satz wahr").
- In diesem Zustand wird das unerwünschte Verhalten als negativ und störend dargestellt. Dabei wird das Programm für
das unerwünschte Verhalten mit unangenehmen Inhalten in Verbindung gebracht. "Ihr angenehmer Zustand der Ruhe wird
durch die Vorstellung vom Rauchen gestört. Sie stellen sich
das Rauchen intensiv vor. Der Rauch schädigt die Schleimhäute Ihrer empfindlichen Bronchien. Giftige Substanzen legen sich in Ihrer Lunge fest und rufen Veränderungen hervor, die zu Lungenkrebs führen können. Sie stellen sich unangenehme Prozesse der Fäulnisbildung in der Lunge vor, die
durch die giftigen Substanzen hervorgerufen werden. Rauchsubstanzen dringen weiter in Ihre Adern und Blutgefäße vor
und verengen sie. Rauchen beeinträchtigt Ihren Magen. Durch
die Vorstellung vom Rauchen wird Ihnen übel und schwindlig.
Das Rauchen hemmt Ihre Intelligenz, macht Sie nervös und
nimmt Ihnen Ruhe und Beherrschung, usw."
- Im Anschluß daran wird wieder angenehme Entspannung suggeriert, die im Gegensatz zum unerwünschten Verhalten und
in Verbindung mit dem erwünschten Verhalten gebracht wird.
"Sie werden immer ruhiger und entspannter. Das Rauchen ist
Ihnen zunehmend egal. Die Vorstellung, daß Sie nicht rauchen, ist Ihnen sehr angenehm".

- Der Therapieempfänger wird erneut gebeten, sich das unerwünschte Verhalten vorzustellen und möglichst durchzuführen. Vorher wird das Auftreten von negativen Konsequenzen des unerwünschten Verhaltens suggeriert, z.B. "Wenn Sie jetzt eine Zigarette rauchen, wird es Ihnen schwindlig und unwohl etc."
- Danach wird wieder Entspannung suggeriert und die Fähigkeit zur Selbstentspannung und Selbstbeeinflussung vermittelt. Bedingung für das Erreichen von Selbstentspannung ist die Übernahme des erwünschten und die Aufgabe des unerwünschten Verhaltens. "Sie fühlen sich vollkommen ruhig, angenehm und entspannt und können diesen Zustand selbst hervorrufen. Das Rauchen hemmt Sie in dieser Fähigkeit und deshalb lehnen Sie es ab."
- Schließlich wird dem Therapieempfänger im Hinblick auf das unerwünschte und erwünschte Verhalten ein Wenn-Dann-Programm vermittelt, das das unerwünschte Programm und Verhalten mit negativen und das erwünschte Programm mit positiven Konsequenzen belegt. Ebenso wird die Unfähigkeit suggeriert, sich anders zu verhalten als in der Programmtherapie vermittelt. "Immer, wenn Sie rauchen, fühlen Sie sich nervös und vergiftet, unabhängig, ob Sie ein Bedürfnis haben zu rauchen oder nicht".

Durch die beschriebene Vorgehensweise können im Zustand der hypnotischen Entspannung viele Programmverbindungen (z.B. Wenn-Dann-Regeln) inaktiviert werden und neue hergestellt werden. Dabei muß die aversive Technik häufig nicht angewandt werden, es reicht, wenn die angenehme Konsequenz des erwünschten Verhaltens unterstrichen wird.

4. Indikationen der Programmtherapie

Ich gehe davon aus, daß die Programmvermittlung durch kooperatives Suggestionstraining dort angebracht ist, wo das pathologische Verhalten ein Produkt der Sozialisation ist. Die

Programmvermittlung kann auch zum Teil angewandt werden, wenn
der pathogenetische Konflikt in der sozialen Interaktion liegt
und sogar in der Sozialstruktur. Die individuelle Verhaltensweise ist ja immer ein Produkt der Wechselwirkung zwischen Individuum und Gesellschaft, so daß durch ihre Veränderung eine
Veränderung der sozialen Interaktion möglich wird. Bei Störungen der sozialen Interaktion können beide oder mehrere
Partner in die Analyse und anschließend zur individuellen und
gruppenspezifischen Programmvermittlung angenommen werden.
Dabei werden Interaktionsphänomene zwischen Gruppenmitgliedern
erforscht. Besondere Aufmerksamkeit wird auf die Erfassung der
Interaktion von spezifischen Programmen, die mit dem unerwünschten Verhalten zusammenhängen, gelegt. Danach werden in der
Gruppensitzung unerwünschte Regeln inaktiviert, erwünschte
Regeln neu vermittelt. Der Therapeut wendet sich in der Sitzung mal an den einen, mal an den anderen Interaktionspartner,
mal an die ganze Gruppe. Die Methode der Programmvermittlung
ist dabei die gleiche wie in der individuellen Sitzung. Die
Indikation für die Programmvermittlung ist letzten Endes aber
noch ungenügend erforscht. Mit Sicherheit ist diese Therapieform in folgenden Bereichen sehr erfolgreich:
a) Dauerhafte Abgewöhnung von Genußgiften, z.B. Rauchen.
b) Dauerhafte Beeinflussung des Schmerzes und zwar dort, wo
der Schmerz vom Arzt als nicht sinnvoll bezeichnet wird
(z.B. Migräne).
c) Beeinflussung und Aufhebung vom Zustand der chronischen
Hoffnungslosigkeit, immer wieder kehrenden Ärger und Aufregung, ausgeprägten Angstgefühlen und anderen pathogene-
tischen Emotionen.
d) Beeinflussung von gesundheitsstörenden Verhaltens- und Interpretationsmustern (wie z.B. Hyperaktivität ohne Fähigkeit, sich auszuruhen und zu entspannen).
e) Beeinflussung von Wirkungsfaktoren in der Sozialisation,
von denen angenommen wird, daß sie pathogenetisches Verhalten mitbestimmen (z.B. extreme Bindung eines Kindes an
einen Elternteil).
f) Verbesserung der Einstellung zum eigenen Körper und Vermittlung der Fähigkeit auf Selbstbeeinflussung bei bestimmter Symptomatik.

g) Vermittlung der erwünschten Selbststeuerung in bestimmten
Bereichen.
h) Beeinflussung der Eßgewohnheiten.
i) Beeinflussung von physiologischen Funktionen, die mit
Medikamentenmißbrauch zusammenhängen (z.b. Schlaflosigkeit, Verstopfung)

Die Erfolge sind mit Sicherheit dort geringer, wo der Mensch
mit seiner Symptomatik nicht nur leidet und in seiner Bedürfnisäußerung blockiert ist, sondern durch diese auch Kompromißbedürfnisse äußert. (Das sind solche Bedürfnisse, die als
Kompromiß zwischen einem bedürfnishemmenden Programm und einem meist unbewußten bedürfnisäußernden Programm entstehen,
z.B. ein Ehemann haßt seine Frau unbewußt und hat starke Bedürfnisse, diese anzugreifen und zu vernichten. Ein normenorientiertes, hemmendes Programm verhindert diese Bedürfnisäußerung. Nun entwickelt der Ehemann ein Kompromißbedürfnis:
er leidet dauernd an "schwersten" Krankheiten, die ihm niemand abnimmt. Damit bestraft er seine Frau und zeigt sich beim
kleinsten Zweifel ihr gegenüber aggressiv). Menschen, die
Kompromißbedürfnisse äußern, lassen sich in der Regel solange
nicht durch neue Programmvermittlung beeinflussen, bis die
gestörte, aber immer noch vorhandene alte Bedürfnisbefriedigung durch eine attraktivere ersetzt werden kann. Alle Verhaltensgestörten mit psychopathischem, neurotischem und psychotischem Verhalten äußern gehäuft Kompromißbedürfnisse und haben große Angst, ihre verdrängte Bedürfnisstruktur und Verhaltensprogramme kennenzulernen. Sie haben Angst, ihre "Freiräume", die sie in der Kompromißbedürfnisäußerung erleben, aufzugeben. Deswegen sind Verhaltensgestörte meistens für jahrelange psychotherapeutische oder psychiatrische Auseinandersetzungen geeignet, indem sie den Arzt oder Psychologen dazu benutzen, ihre Kompromißbedürfnisse zu äußern. Der Heilungsprozeß wird nur langsam und in langfristiger Arbeit vermittelt.
Die Faustregel für die Programmvermittlung lautet: Je größer
das akute Leiden an einem Symptom und der Wille, das Symptom
loszuwerden, je kleiner die Kompromißbedürfnisbefriedigung
durch das Symptom, desto größer sind die Erfolgschancen in

der Therapie. Trotz der angeführten Indikationen kann
das Verhalten von selbst nicht aufgegeben werden, weil das
Individuum keine Programme für das erwünschte Verhalten hat
und weil im unerwünschten Verhalten Ersatzbedürfnisse befriedigt werden (z.B. wird mangelndes Selbstvertrauen durch
Rauchen oder zuviel Essen ersetzt). Ersatzbedürfnisse werden
durch Programmvermittlung viel leichter aufgegeben als eine
Kompromißbedürfnisäußerung. Trotz der angeführten Indikationen
kann die Programmvermittlung als stützende Therapie für
psychotherapeutische und psychiatrische Behandlungen erfolgreich eingesetzt werden. Die Programmvermittlung ist immer
dann indiziert, wenn sich der Psychotherapeut und der Patient
einig sind, daß bestimmte Programme verändert werden sollen.
Durch Programmvermittlung können auch blockierte Emotionen
auf einer tieferen Ebene freigesetzt werden und diese für das
Individuum erträglicher gemacht werden als dies durch freie
Assoziationen der Fall ist. Allerdings ist auch hier die
Voraussetzung eine vorhergehende Psychotherapie, die derartige
Bereitschaften erst ermöglicht. Umgekehrt kann das kooperative
Suggestionstraining Personen zur Psychotherapie motivieren,
die sich der Psychotherapie sonst nicht stellen würden. Das
betrifft besonders Personen, die an organischen Krankheiten
leiden. Die Therapie der Programmvermittlung ist für den sehr
großen Personenkreis bestens geeignet, die zwar an einem Symptom leiden, ein bestimmtes Verhalten ändern wollen, aber nicht
so weit reflexions- und mitteilungswillig sind, daß sie sich
der Psychoanalyse, Gesprächstherapie usw. stellen würden.
Andererseits kann die Programmanalyse tiefgreifende und verdeckte Ursachen erforschen, so daß sie in bestimmten Bereichen
als stützende Methode für andere Therapieformen angewandt werden kann.

5. Zusammenfassung der theoretischen Grundlagen der Analyse und Therapie

Der Mensch steht in permanenter Wechselwirkung zu seiner
sozialen und physischen Umwelt. Individuell vollzieht sich
diese durch das permanente Auftreten von physiologischen

und/oder subjektiv empfundenen bewußten oder subjektiv wirkenden, aber nicht bewußten Mängeln und erstrebten Zuständen (z.B. Mangel an Nahrung mit dem erstrebten Zustand, Nahrung zu finden; Mangel an sozialer Anerkennung in einer Gruppe mit dem erstrebten Zustand, diese zu bekommen). Diese Spannung zwischen einem Mangel und einem erstrebten Zustand nenne ich Bedürfnis. Die Bedürfnisäußerung und -befriedigung ist ein permanenter Prozeß, in dem Prioritäten gesetzt werden (ein Bedürfnis wird vorrangig geäußert und befriedigt). In diesem Zusammenhang unterscheide ich auch zentrale Bedürfnisse (die für das Individuum von größter Bedeutung sind), stabilisierte Bedürfnisse (die in einem bestimmten Zeitraum häufig auftreten) und Bedürfnisse, die relativ einmalig geäußert und befriedigt werden.

Das menschliche Verhalten hat die Funktion, die Spannungen zu reduzieren, indem es den erstrebten Zustand erreicht (Bedürfnisbefriedigung). Nun lebt der Mensch in sehr komplexen und normativ geregelten sozialen Organisationsformen. Selbst seine elementarsten Bedürfnisse kann er nicht direkt äußern und befriedigen (er kann z.B. bei auftretendem Hunger nicht einfach Nahrung entwenden). Er muß viele soziale und in der Natur wirkende Regeln beachten, die er zum Teil selbst mitgestaltet. Aufgrund der sozialen Integration und Kooperation und der gelernten Erfahrung können für ihn verschiedene "Reize" verschiedene Bedeutung haben. Auch dieselben Verhaltensweisen können beim einen Menschen bedürfnisbefriedigend, beim anderen bedürfnishemmend wirken. Wenn bestimmte Verhaltensweisen bei bestimmten Menschen bedürfnisbefriedigende (also spannungsreduzierende) Funktionen zeigen, stabilisieren sich diese in Verhaltens- und Interpretationsmustern, verlaufen also wiederholt nach bestimmten Schemata. Den Verhaltensmustern liegen Programme zugrunde, also internalisierte Regeln, die die Bewertung von Reizen und somit ihre Wirkung auf das Zustandekommen eines Mangels und eines erstrebten Zustands bestimmten. Die Programme simulieren Abläufe zwischen Reizen, Bedürfnisspannungen und eingesetzten Verhaltensweisen mit dem Ziele der Bedürfnisbefriedigung. Wenn die Spannungsreduktion

geschieht, wird dieser Zustand als angenehm empfunden und
wirkt somit als Verstärkung. Die Programme ermöglichen eine
zwar subjektive, aber differenzierte und komplexe Bewertung
von "Reizen", also sozialen Zuständen, Verhaltensweisen von
Interaktionspartnern usw. Die Programme "wissen" von vornherein, wie ein Reiz bewertet wird und wie das Verhalten darauf abläuft. Auf diese Weise muß nicht jedes Mal die Wirkung eines Reizes neu gelernt werden, sie ist durch Assoziation mit früheren Erfahrungen schon im Programm eingebaut.
Die Reizbewertung durch Programme verläuft aber nicht "stur"
und "mechanisch" durch einfachen Abruf der Erfahrung, die mal
mit einem Reiz gemacht wurde: Auf das Programm wirken das aktuelle Bedürfnis, die Erfordernisse der aktuellen Situation,
die emotionale Stimmungslage usw. Ein Programm steuert also
das Verhaltens- und Interpretationsmuster, das sehr komplexe
und differenzierte Reiz-Bewertungsregeln beinhaltet. Die Programme sind in der Sozialisation, im aktuellen Sozialkontext
(sozio-ökononomische Integration, ökonomische Interessen), in
der aktuellen Bedürfnisstruktur, in der emotionalen Stimmungslage bestimmt. Sie stellen häufig auch eine individuell spezifische "Lösung" für das Verhaltensmuster und seine bedürfnisbefriedigende Tendenz dar. Sie stehen in Wechselwirkung mit
gruppen- und gesellschaftspezifischen Programmen, Verhaltens-
und Interpretationsmustern.

Programme werden durch die sog. "stärkere Realität" vermittelt, d.h., durch eine Person, sich selbst oder ein Ereignis,
die einen Wirkungszusammenhang vermitteln unter der Bedingung,
daß an den vermittelnden Wirkungszusammenhang ohne Gegeninterpretation geglaubt wird. Es scheint so zu sein, daß Programme nur dann verhaltenswirksam werden, wenn keine dem Individuum glaubhafte Gegeninterpretation zum Zeitpunkt der Vermittlung existiert. Die vermittelten Wirkungszusammenhänge,
die dann zu internalisierten Regeln werden, werden vom Individuum als objektiv wirkend erfahren. Somit sollen subjektive
Programme eine permanente Auskunft und Orientierung für das
Individuum in der Welt, in der objektive Wirkungszusammenhänge bestehen, ermöglichen. Dieses Prinzip ermöglicht zwar

einerseits eine ungeheuer komplexe und differenzierte individuelle Orientierung, Bewertung und Verhaltensweise, birgt aber in sich die Gefahr von subjektiven "Verstrickungen",d.h., der individuellen Unfähigkeit, objektive Widersprüche und Gefahren nicht mehr adäquat zu erkennen, das Verhalten in der gesuchten Bedürfnisbefriedigung fehlzusteuern usw. Somit schaffen sich die Grundlagen für psychopathologisches und krankheitserzeugendes Verhalten.

Programme bewerten Reize, Bedürfnisse sowie die Rang- und Prioritätenordnung von Reizen und Bedürfnissen. Weiter steuern und gestalten sie das Verhalten und Interpretationsmuster. Letztlich koordinieren Programme das Reiz-Bedürfnis-Verhaltens-System, wobei die Kriterien für die Bewertung der Koordination wiederum durch andere übergeordnete Programme gesteuert werden. Programme manifestieren sich in kognitiven Strukturen.

- Programme stabilisieren sich dann, wenn die durch sie bewerteten Reize und Bedürfnisse durch das von ihnen gesteuerte Verhaltens- und Interpretationsmuster wiederholt zur Bedürfnisbefriedigung geführt haben. Ob eine Bedürfnisbefriedigung stattgefunden hat, wird von übergeordneten (generalisierten) Programmen bewertet.
- Programme werden instabil, wenn die durch sie bewerteten Reize, Verhaltensweisen und das von ihnen gesteuerte Verhaltens- und Interpretationsmuster wiederholt nicht imstande waren, das Bedürfnis zu befriedigen. Dies geschieht besonders unter der Bedingung, wenn Alternativprogramme vorliegen.
- Wenn Programme eine insuffiziente Funktion in der Koordination von Reiz, Bedürfnis und Verhalten ausüben, für diese aber keine Alternativprogramme existieren, dann bleiben die insuffizienten Programme so lange stabil, bis sich Alternativprogramme entwickeln.

Wenn ein Alternativverhalten von übergeordneten, generalisierten Bewertungsprogrammen als bedürfnisbefriedigend bewertet wird, mehr als das alte Verhalten, dann hat auch das dieses Verhalten steuernde Programm eine größere Chance, stabilisiert zu werden. Wenn von einem Programm bestimmte Reize oder bestimmte Bedürfnisse umbewertet werden (höher oder niedriger eingeschätzt werden als zuvor), und wenn diese Umbewertung dem Verhalten eine bessere Bedürfnisbefriedigung ermöglicht (so daß diese von übergeordneten, generalisierten Bewertungsprogrammen anerkannt wird), dann wird dadurch das neue Programm stabilisiert.

In einem durch ein Programm koordinierten Reiz-Bewertungs-Verhaltens-System werden häufig objektive Schäden und Nachteile für das Individuum übersehen. Es werden auch Vorteile anderer Programmakzentuierungen, die neue Verhaltensweisen implizieren, nicht gesehen. Da knüpft die Programmtherapie an: Sie versucht, Programme zu vermitteln, die das Reiz-Bedürfnis-Verhaltens-System so koordinieren, daß das Individuum möglichst viele positive und möglichst wenig negative Konsequenzen daraus hat. In der Therapie wird versucht, ein Alternativprogramm zum bestehenden Programm durchzusetzen durch neue Bewertung von Reizen, Bedürfnissen, Verhaltens- und Interpretationsweisen in der Hoffnung, das System so zu verändern, daß es vom generalisierten Bewertungsprogramm als die bessere Alternative zum bestehenden Programm akzeptiert wird.

Neue Programme werden optimal im Zustand der hypnotischen Entspannung vermittelt. Vorher wird das alternative Verhalten, die alternative Bewertung von Reizen und Bedürfnissen mit dem Therapieempfänger genau besprochen. Dabei orientiere ich mich an der Theorie der Subsumption von Ausubel. Subsumieren bedeutet, neues Material in die eigene kognitive Struktur einzuverleiben. Damit ist subsumieren gleich lernen. Der Subsumierungsprozeß umfaßt zugleich Lernen und Vergessen. Lernen findet unter der Voraussetzung statt, daß der Lernende schon über Informationen verfügt, die das neue Material sinnhaft machen. Ist das neue Material eine Ausdehnung oder Ausarbeitung von bereits Bekanntem, so findet korrelative Subsumption statt. Wenn neues Material gelernt wird, so wird es in die schon bestehende Struktur einverleibt (subsumiert). Die korrelative Subsumption besagt, daß Erinnerungen deutlicher und länger bestehen, wenn sie sich von etwas Bekanntem abheben.

Ich orientiere mich im therapeutischen Vorgehen an der Idee der Verstärkung und der korrelativen Subsumption. Mit dem Therapieempfänger werden Verhaltens- und Bewertungs-Alternativen gesucht, diese werden in ihren positiven Konsequenzen von den unerwünschten Verhaltensweisen abgehoben. Ebenfalls werden die negativen Konsequenzen des unerwünschten Verhaltens von den positiven Konsequenzen des erwünschten Verhaltens abgehoben. Dies muß in einem sinnvollen Zusammenhang geschehen. Die positiven und negativen Konsequenzen dürfen nicht spekulativ und konstruiert sein, sie müssen objektiv nachweisbar sein (z.B. kann davon ausgegangen werden, daß das Rauchen negative Konsequenzen für die Gesundheit hat). Im Zustand der hypnotischen Entspannung werden dann unerwünschte Programme instabilisiert und erwünschte Programme stabilisiert (z.B. indem Verhaltensweisen, Reize, Bedürfnisse umgedeutet werden). Dabei wird erwartet, daß das neue Verhaltens- und Interpretationsmuster die Bedürfnisse besser befriedigt und vom generalisierten Programm als die bessere Alternative bewertet wird.

III. Theorie und Methode der Programmtheorie

1. Theoretische Grundlage

Die Programmtherapie ist eine kognitive Verhaltenstherapie. Sie versucht, kognitive und verhaltenstherapeutische Gesichtspunkte in Beziehung zu bringen. Kognitive Strukturen werden lerntheoretisch analysiert und beeinflußt. Eine kognitive Struktur beinhaltet die Bewertung von Reizen (oder komplexen sozialen Situationen), Motivationen (Vorstellungen von Bedürfnissen, der Perspektive der Bedürfnisbefriedigung und des bedürfnisbefriedigenden Verhaltens) und das Bewußtsein von positiven und negativen Konsequenzen eines Verhaltens, Reizes oder Motivs. Während die Verhaltenstherapie Außenreize, vollzogenes Verhalten und darauf folgende Reaktion (die als Belohnung und Bestrafung empfunden wird) in Beziehung setzt, versucht die kognitive Verhaltenstherapie die erlernte kognitive Struktur von Reiz, Motiv, Verhalten und Konsequenz als eine psychologische Orientierungseinheit zu betrachten und diese mit Anwendung verhaltenstherapeutischer Prinzipien zu beeinflussen. Dies tut aber auch die Verhaltenstherapie, z.B. im Vorgang der systematischen Desensibilisierung und anderer therapeutischer Vorgehensweisen. Dabei ergeben sich nur minimale Unterschiede zur kognitiven Verhaltenstherapie. Hier sollen einige Unterschiede zur Programmtherapie angeführt werden:
- Die Anwendung der Hypnose provoziert stärkere Erlebnisse als die bloße Vorstellung oder auch Anwendung aversiver Reize, z.B. eines Elektroschlages.
- Die Einsicht in kognitive Strukturen und Differenzen wird in der Programmtherapie mehr gefordert als in der Verhaltenstherapie (für die der Ablauf von Lernprozessen automatisch vor sich geht).

In anderen methodischen Vorgehensweisen der Programmtherapie, z.B. in der Methode der kognitiven Selbstkontrolle, ist die Beziehung zur Verhaltenstherapie noch deutlicher. Da stellt sich das Individuum nicht nur den Reiz vor, es kommt mit dem Reiz auch durch sein Verhalten in Berührung und bewertet den Reiz, die eigene Motivation und sieht die Konsequenz des Verhaltens im Lichte der eigenen kognitiven Struktur. Es reflektiert Belohnung und Bestrafung, erstrebt erwünschtes und vermeidet unerwünschtes Verhalten. Obwohl dabei Lernprinzipien angewandt werden, wird auch hier die Einsicht in Zusammenhänge innerhalb der kognitiven Strukturen hoch bewertet.

Meine kognitive Verhaltenstherapie (Programmtherapie) beinhaltet zwei zentrale Vorgehensweisen und Begriffe, die für Analyse und Methode äußerst wichtig sind:
Die Entkoppelung und Neukoppelung von kognitiven Strukturen.
Der Inhalt und Vorgang soll hier näher beschrieben werden.
Reizbewertungen und Motive werden häufig von zwei im Gegensatz stehenden erlernten kognitiven Strukturen bestimmt. Dies hat zur Folge, daß die Konsequenzen des Verhaltens ambivalent oder eindeutig negativ erlebt werden. Eine Reizbewertung und ein Motiv können ein Verhalten in Gang setzen. Eine zu der ersten Reizbewertung widersprüchliche Reizbewertung und ein widersprüchliches Motiv können auf das vorhergegangene Verhalten Reaktionen hervorrufen, die für das Individuum negative Konsequenzen haben. Wenn die ursprüngliche hohe Reizbewertung und das Motiv, das das Verhalten hervorruft, beibehalten werden, weil diese anderswo belohnt oder verstärkt werden, wird sich das Verhalten, auf das dann negative Konsequenzen folgen, trotz dieser wiederholen. Das Individuum gerät in eine Sackgasse, ein Verhalten mit negativen Konsequenzen stabilisiert sich. In diesem Fall ist es das Ziel der kognitiven Verhaltenstherapie, die widersprüchlichen kognitiven Strukturen zu entkoppeln.

Es gibt Reizbewertungen und Motive, die sich auf verschiedene Verhaltensweisen beziehen, aber gegenseitig nicht im Widerspruch stehen und beide dem erwünschten Verhalten zugeordnet werden. Wenn beide Verhaltensweisen von hemmenden kogni-

tiven Strukturen entkoppelt wurden, besteht eine größere
Chance, daß sie stabilisiert werden, wenn sie zusammengekoppelt werden. Wenn beispielsweise ein Motiv besteht, schlanker
zu werden und ein Motiv, die Sexualität zu verbessern, dann
kann die assoziative Koppelung von beiden Motiven: bessere
Sexualität und Schlankheit - mit mehr positiven Konsequenzen
zusammenhängen und in der kognitiven Struktur stabilisiert
werden. Dieses Phänomen nenne ich "Kreuz-Verstärkung", d.h.
der Wunsch nach Sexualität kann durch Erfolg im Eßverhalten,
der Erfolg im Eßverhalten durch Sexualität vergrößert werden.

Hier sollen einige theoretische Annahmen formuliert werden:
1. Die kognitive Struktur ist erlernt in der Berührung des
   Individuums mit Reizen und darauf erfolgten Reaktionen.
2. Die kognitive Struktur beeinflußt maßgeblich das Verhalten
   und die Reaktion.
3. Zwischen kognitiver Struktur, der objektiven Reizstruktur, dem Verhalten und der Reaktion gibt es eine zirkuläre
   Wechselwirkung.
4. Die kognitive Struktur kann mit Methoden der Verhaltenstherapie beeinflußt werden. Dabei können die Reizbewertung,
   das Motiv und die Bewertung der Konsequenz verändert werden. Die Beeinflussung der kognitiven Struktur kann das Verhalten und die Reaktion verändern.
5. Die kognitive Struktur kann auch
   a) über die Veränderung der Reizkonstellation (z.B. soziale Beeinflussung),
   b) über die soziale Beeinflussung der Konsequenzen eines
      Verhaltens verändert werden.
6. Therapeutisch am wirksamsten ist die gleichzeitige Beeinflussung der Reizbewertung, des Motivs und der Konsequenz
   des Verhaltens, also der gesamten kognitiven Struktur.
7. Die zentrale Methode der kognitiven Verhaltenstherapie
   (Programmtherapie) ist die systematische Entkoppelung
   von widersprüchlichen kognitiven Strukturen und die Koppelung von verträglichen kognitiven Strukturen.
8. Die Entkoppelung und Neukoppelung von kognitiven Strukturen geschieht mit Anwendung der Methode der Verhaltens-

therapie in Kombination mit Hypnose, kognitiver Selbstkontrolle und verhaltenstherapeutisch begründeter Sozialbetreuung.

9. In der Entkoppelung kognitiver Strukturen werden widersprüchliche Reizbewertungen und Motive mit Methoden der Verhaltenstherapie getrennt. Dabei werden angenehme oder unangenehme Konsequenzen der Reizbewertung von Motiven und Verhaltensweisen suggeriert (durch Anwendung von Hypnose),eingesehen (in Einsichtsanalysen und Einsichtstraining), sozial provoziert (durch Sozialbetreuung) und selbst kontrolliert.

2. Methoden der Programmtherapie

Folgende Methoden werden angewandt:
a) die Beeinflussung nach lerntheoretischen Prinzipien durch suggestive Entspannung,
b) die kognitive Selbstkontrolle nach lerntheoretischen Prinzipien,
c) Sozialbetreuung nach lerntheoretischen Prinzipien,
d) das verhaltenstherapeutisch gesteuerte Einsichtstraining.

Zuerst erfolgt die Problembestimmung (Definition des unerwünschten und des erwünschten Verhaltens). Diese Definition wird aufgrund der vorhergegangenen Analyse gestellt, in der besonders die kognitive Struktur und die Beziehung dieser zu Reiz, Verhalten und Reaktion analysiert wird. Das unerwünschte Verhalten wird besonders im Hinblick auf die Existenz unerwünschter kognitiver Strukturen analysiert. Das erwünschte Verhalten wird unter dem Gesichtspunkt der Neukoppelung von erwünschten kognitiven Strukturen und Verhaltensweisen konstruiert. Dabei wird besonderer Wert auf die Einsicht des Therapieempfängers, auf seine Wünsche und Ansprüche gelegt. Es wird davon ausgegangen, daß der Erfolg der Therapie dann am größten ist, wenn sich der Therapeut an den Wünschen des Therapieempfängers orientiert. Trotzdem muß der Therapeut aufgrund seiner Analyse Vorschläge für die Entkoppelung und Koppelung kognitiver Strukturen definieren können. Ein positiver Zustand ist dann erreicht, wenn sich Therapieempfänger und Therapeut einig werden, welche kognitiven Strukturen auf welche Weise entkoppelt werden sollen.

- In der Anwendung der suggestiven Entspannung wird die Entkoppelung von widersprüchlichen kognitiven Strukturen mit positiven Konsequenzen in Beziehung gebracht. Die Verstärker werden meistens von dem Therapieempfänger bestimmt. Wenn nötig, werden auch aversive Techniken angewandt, die die unerwünschte kognitive Struktur, besonders ihre Reizbewertung und Motivation, mit aversiven Konsequenzen in Beziehung bringen.
Die erwünschte kognitive Struktur wird verstärkt.

- In der kognitiven Selbstkontrolle wird auch die Entkoppelung von unverträglichen kognitiven Strukturen erstrebt. Dabei muß das Individuum eine hochgradige Einsicht in die Wirkungszusammenhänge innerhalb der kognitiven Strukturen und die Beziehung zu Verhalten, Reaktion und Reizstruktur entwickeln.

- Das Individuum kommt in der kognitiven Selbstkontrolle in die Lage, sich selbst zu verstärken und zu bestrafen.

- In der Sozialbetreuung werden soziale Faktoren, die in der erlernten Lebensgeschichte eine Rolle spielen, als Verstärker systematisch eingesetzt.

- In der Einsichtsanalyse werden die Verstärker vom Therapeuten während des Gesprächs angeboten.

3. Techniken der Programmtherapie

3.1. Einsichtstraining

Im Einsichtstraining äußert der Therapieeempfänger seine kognitive Struktur. Der Therapeut belohnt die erwünschte kognitive Struktur z.B. mit verbaler Belohnung (z.B. "Sehr gut"), faßt die positiven Konsequenzen der geäußerten Meinung zusammen und präsentiert sie dem Therapieempfänger. Die unerwünschte kognitive Struktur wird vom Therapeuten verbal bestraft, z.B. "Das ist nicht gut" oder die unangenehmen Konsequenzen der Struktur werden dem Individuum präsentiert. Wenn in der kognitiven Struktur Tendenzen der Entkoppelung von unverträglichen Einheiten vorkommen, werden diese vom Therapeuten belohnt. Ebenso werden Tendenzen zur Neukoppelung verträglicher Einheiten belohnt. Bestraft werden demgegenüber Tendenzen zur Aufrechterhaltung von unverträglichen Strukturen oder die ˙Angst vor Neukoppelung.

3.2. Kooperatives Suggestionstraining

Im Zustand der suggestiven Entspannung wird dem Therapieempfänger abwechselnd die erwünschte und die unerwünschte kognitive Struktur suggeriert ("Sie haben ein großes Bedürfnis zu rauchen und stellen sich eine Zigarette als sehr angenehm vor" oder "die Zigarette ist Ihnen völlig gleichgültig, übt auf Sie keinerlei Anziehungskraft aus"). Dabei stellt er sich die Reize, Motive, das Verhalten und die Konsequenzen vor. Darüber hinaus kann er in der suggestiven Entspannung die vorgestellten Inhalte emotional stark erleben. Danach wird das unerwünschte Verhalten mit negativen Konsequenzen in Beziehung gebracht, während das erwünschte Verhalten verstärkt wird. Auch Tendenzen der Entkoppelung unverträglicher kognitiver Strukturen werden belohnt, während Tendenzen zur Aufrechterhaltung dieser Strukturen bestraft werden. In der Hypnose können Neukoppelungen von kognitiven Strukturen verstärkt werden. Weiter können Generalisierungen erstrebt und somit beispielsweise Beziehungen von spezifischen Reizbewertungen, Motiven, Bewertungen der Konsequenzen zu Außenreizen und Verhalten stabilisiert werden.

3.3. Kognitive Selbstkontrolle

In der kognitiven Selbstkontrolle übernimmt der Therapieempfänger selbst die Belohnung und die Bestrafung für erwünschtes bzw. unerwünschtes Verhalten. Wenn die erwünschte kognitive Struktur auftritt (z.B. negative Bewertung von übermäßigem Essen), dann belohnt sich der Therapieempfänger mit einem selbstgewählten Verstärker (z.B. angenehme Phantasie über einen Urlaub). Wenn die unerwünschte kognitive Struktur oder das unerwünschte Verhalten andauert (z.b. das Bedürfnis, übermäßig zu essen, oder zu trinken), dann bestraft sich der Therapieempfänger mit einer selbstgewählten Vorstellung, die ihm äußerst unangenehm ist (z.b. der Gedanke an eine verstorbene dicke Person). Dabei wird im einzelnen wie folgt vorgegangen:
- Definition des Problems des erwünschten und unerwünschten Verhaltens auf der Ebene des Reizes, des Motivs und der Konsequenzen des Verhaltens;
- Definition des subjektiv gewählten Verstärkers;
- Definition der subjektiv gewählten Bestrafung;
- Analyse und Definition von kognitiven Strukturen, die zu entkoppeln sind;
- Analyse und Definition von kognitiven Strukturen , die neu zu koppeln sind;
- Genaue Festlegung der gedanklichen Bestrafung und Selbstverstärkung auf kommende kognitive Strukturen.

Kurz nach der unerwünschten Reaktion (z.b. Rauchen) stellt sich das Individuum negative Konsequenzen (z.B. Lungenkrebs) vor. Wenn die Reaktion nicht eintrifft, belohnt sich das Individuum, z.b. durch Gedanken an die eigene Gesundheit.

3.4. Sozialbetreuung

In der Sozialbetreuung wird zuerst auch das unerwünschte und das erwünschte Verhalten definiert. Danach wird die vom Individuum erstrebte soziale Verstärkung registriert (z.b. eine Person spricht sehr gern über Berufe, eine andere Person will sich über sexuelle Themen unterhalten, die dritte benötigt materielle Hilfe usw.). Die Sozialbetreuer gehen eine Kommunikation mit dem Therapieempfänger ein und belohnen systematisch Verhaltenstendenzen oder kognitive Strukturen in Richtung des erwünschten Verhaltens (z.b. sofort nach der Äußerung einer Tendenz zur Entkoppelung unverträglicher kognitiver Strukturen wird dem Therapieempfänger ein gewünschtes Gesprächsthema, ein gewünschter Spaziergang usw. versprochen). Wenn unerwünschte kognitive Strukturen und damit im Zusammenhang unerwünschtes Verhalten geäußert wird, dann wird dieses Verhalten sozial nicht belohnt, und es wird wie im Einsichtstraining auf die negativen Konsequenzen solcher Verhaltensweisen hingewiesen. In der Sozialbetreuung müssen immer mehr Sozialverstärker ausfindig gemacht werden, die dann systematisch für das gewünschte Verhalten eingesetzt werden.

3.5. Emotionstraining

Im Emotionstraining werden Gefühle geäußert; z.B. stellt sich der Therapieempfänger ein Elternteil vor, zu dem er eine besonders emotionale Beziehung hat. Gewünschte Emotionsäußerung wird dabei vom Therapeuten durch emotionale Zuwendung oder verbale Äußerung belohnt, während unerwünschte durch Darbietung der negativen Konsequenz bestraft wird. Das Emotionstraining wird in enger Anlehnung an das Einsichtstraining vollzogen. Der Therapieempfänger äußert in der Therapiesituation Emotionen oder stellt sich Emotionen mit positiven oder negativen Konsequenzen vor. Die Emotionen werden durch kognitive Strukturen bewertet, Wir unterscheiden erwünschte und unerwünschte Emotionen.

4. Literaturdarstellung

Mahoney ist einer der Vertreter der kognitiven Verhaltenstherapie in den USA. Die kognitive Verhaltenstherapie basiert im wesentlichen auf vier Annahmen:

1. Das Individuum reagiert vor allem auf kognitive "innere" Repräsentation, also die Darstellung oder Abbildung seiner Umgebung und nicht auf die Umwelt selbst.
2. Diese kognitiven Repräsentationen sind funktional mit den Lernprozessen verbunden.
3. Menschliches Lernen ist zum großen Teil kognitiv vermittelt.
4. Gedanken, Gefühle und Verhalten sind interaktiv, sie bedingen einander.

Den Versuch, den orthodoxen Behaviorismus zu umgehen und kognitive Prozesse bei der Erklärung menschlichen Verhaltens zu berücksichtigen, haben besonders folgende Autoren unternommen: E.C. Tolman, George Kelly und O.H. Mowrer. Tolman behauptet, daß der Organismus beim Denken eine sogenannte "kognitive Landkarte" (cognitiv map) benutzt. Im Bereich der zwischenmenschlichen Beziehungen gibt es "Karten" darüber, wie wir in bestimmten Situationen handeln oder handeln wollten. Jeder Mensch verfügt über eine große Anzahl von "Karten" für die verschiedenen Verhaltensbereiche. Kelly hat eine Persönlichkeitstheorie entwickelt, in der die Kognition eine wichtige Rolle spielt. Kelly vergleicht den Menschen mit einem Wissenschaftler, dessen Ziel es ist, die Welt zu verstehen. Der Mensch ist kein passiver Empfänger von Informationen, er konstruiert seine Welt durch Inerpretation aktiv. Für Kelly ist die Art und Weise, wie der Mensch die Ereignisse antizipiert, von besonderer Bedeutung. Der Mensch entwickelt permanent Hypothesen über das, was passieren wird. Er hat sogenannte "Konstrukte" über die Funktionen seiner Umwelt, die auf der Basis seiner Erfahrungen entstehen. Mowrer hat die Lerntheorie von Hull weiterentwickelt. Er läßt nicht nur das Lernen durch Verstärkung gelten, sondern auch das Lernen, das sich über Gefühle und Motive vollzieht. Nach sei-

ner Auffassung resultieren Gefühle und Erwartungen nicht aus
dem Erlernen von Reaktionen, sondern aus dem Erlernen von Reizen.

Folgende Autoren sind für unsere theoretische Konstruktion
von Bedeutung: David P. Ausubel und Leon Festinger, Thorndike,
und Skinner. Ausubel befaßt sich mit der Natur der Sinnhaftigkeit und entwickelte die Theorie des sinnvollen verbalen Lernens. Er unterscheidet zwei Prozesse, die zum kognitiven Lernen gehören: rezeptive Prozesse und Entdeckungsprozesse. Er
nimmt an, daß die ersteren fast ausschließlich beim verbalen
Lernen zum Tragen kommen. Beim aufnehmenden (rezeptiven) Lernen wird das Material dem Lernenden in relativ vollständiger
organisierter Form dargeboten. Beim Entdeckungslernen wird
dagegen vom Lernenden erwartet, daß er vieles vom Material
selbst entdeckt und auf seine Weise organisiert. Zum aufnehmenden Lernen entwickelt Ausubel seine Theorie der Subsumption. Subsumieren bedeutet, neues Material in die eigene kognitive Struktur einzuverleiben. Damit ist subsumieren
gleich lernen. Der Subsumierungsprozeß umfaßt zugleich Lernen und Vergessen. Lernen kann die Form eines von zwei Prozessen, korrelativer und derivater Subsumption annehmen. In
beiden Fällen wird kein sinnvolles Lernen stattfinden, wenn
nicht schon eine stabile kognitive Struktur existiert, zu der
das neue Material in Beziehung gesetzt werden kann. Das heißt,
Lernen findet unter der Voraussetzung statt, daß der Lernende
schon über Informationen verfügt, die das neue Material sinnhaft machen. Kann das neue Material direkt von der schon bestehenden Struktur hergeleitet werden, so findet derivate
Subsumption statt; ist das neue Material eine Ausdehnung
oder Ausarbeitung von bereits Bekanntem, so findet korrelative Subsumption statt. Wenn neues Material gelernt wird, so
wird es in die schon bestehende Struktur einverleibt (subsumiert). Um sich an das Material zu erinnern, ist es notwendig, es von dieser Struktur zu trennen.

Die Einflüsse der Lerntheorien auf meine Konzeption sind auf
den sogenannten frühen Behaviorismus zurückzuführen. Dabei
hat die Lerntheorie von Edward L. Thorndike eine besondere

Bedeutung. Etwas vereinfacht besagt die Thorndikesche Lerntheorie folgendes: Lernen ist eine Vermehrung von physiologischen Verbindungen zwischen Reizen und Reaktionen. Verbindungen werden durch Übung und wegen der angenehmen Konsequenzen eingestanzt und umgekehrt wegen der unangenehmen Konsequenzen geschwächt oder ausgestanzt. Damit hat Thorndike die Idee der Verstärkung in die physiologische Theorie eingebracht. Verstärkung ist die Darbietung eines angenehmen Reizes oder die Entfernung eines aversiven (unangenehmen) Reizes. Weiter besagt ein Gesetz von Thorndike, daß Reaktionen, die kurz vor einem befriedigenden Zustand gezeigt werden, mit höherer Wahrscheinlichkeit wiederholt werden, und daß Reaktionen, die kurz vor einem unbefriedigenden Zustand auftreten, mit großer Wahrscheinlichkeit nicht wiederholt werden.

Skinner entwickelte das Modell des operanten oder instrumentellen Konditionierens. Das operante Verhaltensmodell kann wie folgt dargestellt werden: Wenn eine Reaktion von einer Verstärkung gefolgt wird, dann resultiert daraus eine Erhöhung der Wahrscheinlichkeit, daß die Reaktion dann später unter ähnlichen Umständen wieder auftritt. Der Verstärker ist zusammen mit den bei seiner Darbietung gegebenen Umständen ein Reiz, der nach mehrmaliger Darbietung die Kontrolle über die Reaktion erlangen kann. Wenn z.B. auf Nichtrauchen das Gefühl des Gesundseins folgt, dann erhöht sich die Wahrscheinlichkeit, daß die Reaktion des Nichtrauchens auftritt. Das Skinnersche Modell der operanten Konditionierung erlaubt es, negative oder positive Konsequenzen mit dem erwünschten oder unerwünschten Verhalten in Beziehung zu bringen.

Einen weiteren Einfluß auf das methodische Vorgehen in meinem therapeutischen Konzept hat Leon Festinger mit seiner Theorie der kognitiven Dissonanz. Die Theorie der kognitiven Dissonanz ist ein Versuch, zumindest einen Teil des menschlichen Verhaltens auf der Grundlage der motivierenden Wirkung einer Nichtübereinstimmung zwischen Kognitionen zu erklären. Besitzt eine Person z.B. zwei sich widersprechende Informationen, so wird sie dadurch zum Handeln motiviert. Die Theorie legt die genaue Art des Verhaltens fest, das benutzt wird, um den Grad der Widersprüchlichkeiten zwischen den Informationen zu reduzieren (Vermeidung der Dissonanz).

Festinger (1958), Brehm und Cohen (1962) und Berlyne (1960) weisen auf eine Reihe von Möglichkeiten hin, die Dissonanz zu reduzieren. Für mich ist die sogenannte Verhaltensänderung von besonderer Bedeutung. Dieser Aspekt besagt, daß Situationen, in denen Dissonanz vorherrscht, oft dazu führen, daß das Verhalten geändert wird. Der Raucher, dessen Verhalten nicht im Einklang mit den Informationen über die schädliche Wirkung des Rauchens steht, hört auf zu rauchen und entledigt sich damit aller Dissonanzen. Nach unserer Auffassung entledigt sich das Individuum aller Dissonanzen nur dann, wenn eine Kognition mit negativen Aspekten verbunden wird bzw. die andere mit positiven. Die Belohnung und die Bestrafung als Lernfaktoren sind für die Beseitigung der kognitiven Dissonanzen von größter Bedeutung. Dafür bedarf es aber der Einsicht in die Dissonanz.

Unsere kognitive Verhaltenstherapie (Programmtherapie) geht von der Analyse kognitiver Strukturen aus (Reizbewertung, Motiv, Bewertung der Konsequenzen, der Reizeinwirkung des Motivs und des Verhaltens). Dabei wird angenommen, daß die kognitiven Strukturen wesentlich das Verhalten bestimmen und umgekehrt, daß erlernte kognitive Strukturen vom Verhalten beeinflußt werden. Kognitive Strukturen stabilisieren sich oder werden verändert, wenn das Individuum ohne Gegeninterpretation an bestimmte Wirkungszusammenhänge glaubt. Belohnung und Bestrafung spielen eine wesentliche Rolle bei der Stabilisierung oder Löschung kognitiver Strukturen. Wir gehen davon aus, daß das Individuum widersprüchliche kognitive Strukturen aufzeigen kann, wobei die Reizbewertung und das Motiv zum Verhalten mit einer kognitiven Struktur zusammenhängen, während die Bewertung einer vollzogenen Verhaltensweise von einer anderen kognitiven Struktur abhängt. Das Motiv und die Reizbewertung, die mit der ersten kognitiven Struktur zusammenhängen, können die Reaktion auf eine gedanklich vorweggenommene Belohnung sein, während auf das vollzogene Verhalten Bestrafung folgen kann (determiniert

aus der zweiten kognitiven Struktur). Eine Person kann z.B.
den Sexualpartner und die Sexualität hoch bewerten und kann
Aktivitäten in Richtung der Aufnahme sexueller Kontakte entwickeln. Dabei kann sie die Belohnung gedanklich vorwegnehmen. Wenn Sexualpraktiken eintreten, können diese von einer
anderen kognitiven Struktur beeinflußt werden, die diese als
negativ bewertet.Nach solchen Reaktionen kann das Individuum
Reaktionen der Hoffnungslosigkeit zeigen. Diese negativen Konsequenzen haben aber keinen Einfluß auf die erste kognitive
Struktur, weil diese ein Verhalten determiniert, das von vornherein belohnt wird. Mit diesem Mechanismus erklären wir beispielsweise jedes chronisch inadäquate Verhalten, das trotz
negativer Konsequenzen für das Individuum jahrelang aufrechterhalten wird. Aus diesem Grund ist das Hauptziel unserer Therapie die Entkoppelung von widersprüchlichen kognitiven Strukturen. Dabei soll das vollzogene Verhalten systemimmanent mit
der ersten kognitiven Struktur bewertet werden, während die
störende kognitive Struktur inaktiviert wird. Um dieses Ziel
zu erreichen, erstreben wir die Bewußtmachung und Definition
der kognitiven Dissonanz zwischen erwünschten Verhalten, der
erwünschten kognitiven Struktur und unerwünschtem Verhalten.

Während in der Analyse komplexer Verhaltensprobleme zunächst
ein Entdeckunglernen vor sich geht, wird im therapeutischen
Prozeß "Subsumieren" stattfinden, d.h. neues kognitives Material (erwünschte kognitive Struktur) wird in die eigene kognitive Struktur einverleibt.

Wir gehen davon aus, daß therapeutischer Erfolg sich dann einstellen wird, wenn eine erlebte kognitive Dissonanz mit negativen Konsequenzen assoziiert wird, während die Überwindung
der Dissonanz und die Stabilisierung neuer kognitiver Strukturen verstärkt werden.

Die kognitive Verhaltenstherapie, wie ich sie vertrete, hat
besonders Ähnlichkeit mit Techniken der Verhaltenstherapie,
die die subjektive Seite einbeziehen (z.B. Kanfer, 1970, der
die privaten und nicht unmittelbar beobachtbaren Ereignisse

in seine theoretischen Überlegungen einbezieht). Mahoney, Mora und Wade (1973) legen in den Methoden der "Selbstkontrolle" besonderen Wert auf Selbstbeobachtung und Selbstverstärkung. In der Lerntheorie scheint es erwiesen zu sein, daß die Konsequenzen von Handlungen darüber entscheiden, wie wahrscheinlich diese Handlungen in der Zukunft sind. Die Lerngesetze sind aus Experimenten gewonnen, in denen die Konsequenzen des Verhaltens von außen gesetzt wurden. Nun wird in der kognitiven Verhaltenstherapie angenommen, daß Selbstbelohnung die Wahrscheinlichkeit erhöht, daß ein bestimmtes Verhalten wieder auftritt, während die Selbstbestrafung die Wahrscheinlichkeit senkt. Besonders Kanfer konnte solche Zusammenhänge in Experimenten nachweisen. Im sogenannten Selbstkontrollprozeß wurden subjektive Faktoren wie Selbstbeobachtung, Selbstbewertung, Selbstverstärkung usw. mit objektiven Verhaltensweisen (z.b. Rauchen, übermäßiges Essen) in Verbindung gebracht. Die moderne Verhaltenstherapie hat in ihren Techniken (z.b. Selbstkontrolle) die subjektive Seite soweit eingebaut, soweit diese das Verständnis für äußere Reize und Verhaltensprogramme vergrößern. Sowohl von der klassischen wie auch von der kognitiven Verhaltenstherapie wurde die subjektive Motivation, also die spezifisch erlernte Bewertung von Reizen, des Verhaltens sowie der Konsequenzen des Verhaltens ungenügend berücksichtigt. Man fragte sich also nicht, welche spezifische kognitive Struktur motiviert bei einem ganz bestimmten Individuum ein spezifisches Verhalten und auf welche Art und Weise werden vom Individuum bestimmte Verhaltensprogramme bewertet (z.B. die Belohnung für das Nichtrauchen durch eine bestimmte Geldmenge, Diätvorschriften usw.). Obwohl verschiedene Selbstkontroll-Programme die subjektiven Verstärker einbeziehen (Mahoney, Moura und Wade, 1973), wurde die subjektive Bedeutung verschiedener Bewertungssysteme und Steuerungsprogramme des Verhaltens in das Therapie-Experiment ungenügend einbezogen. Das gilt auch für die aversiven Techniken, für die verdeckte Sensibilisierung und andere Verfahrensweisen. Während die Verhaltenstherapie das Symptom mit dem Problem gleichsetzt, ist für die kognitive Verhaltenstherapie, so wie ich sie vertrete, die kognitive Struktur die Determinante des Verhaltens bzw. des Symptoms,

wobei sich das Problem aus der determinierenden kognitiven
Struktur und dem daraus resultierenden Verhalten ergibt. Das
hat für die Therapie zweierlei Konsequenzen: Während die Verhaltenstherapie davon ausgehen muß, daß das Individuum, sollte
es zur Verhaltensänderung kommen, in der Lage sein muß, eine
große Menge von Reizen und Situationen zu kontrollieren, geht
die kognitive Verhaltenstherapie davon aus, daß eine Veränderung der kognitiven Struktur die wesentlichen Voraussetzungen dafür schafft, daß Reize, soziale Situationen und das
Verhalten kontrolliert werden. Aus diesem Grund sind z.B. die
verhaltenstherapeutischen Ansätze für die Reduzierung des
Übergewichtes aus einer ganzen Reihe von Verhaltensvorschriften zusammengesetzt (z.b. die Programme von Stuart, 1967,
1971 sehen Ess-Karten vor, aus denen die Zeit, die Art, die
Menge und die situativen Umstände jeglicher Nahrungsaufnahme
eingetragen sind. Weiter werden Gewichtskarten, auf denen
vier Wiege-Termine pro Tag vorgesehen sind, ebenso berücksichtigt wie Listen, auf denen die subjektive Seite zum Vorschein
kommt, und in denen z.b. die unangenehmen Folgen des Essens
bzw. mit dem Essen verbundene Ängste und Vorstellungen aufgeführt werden. Das Programm von Stuart wird dann weiter mit
einer ganzen Menge von Ratschlägen ausgeweitet wie z.b.:Nahrungsmittel nur noch in der Küche aufbewahren, immer nur eine Portion vorbereiten usw.). Bei den ganzen verhaltenstherapeutischen Programmen, die sehr differenziert die Reizsituation und das Verhalten erfassen, kommt die subjektive Seite, nämlich die erlernte Reizbewertung, die ja das Verhalten determiniert, zu kurz. Die Verhaltenstherapie hat nicht unter Kontrolle, wie das Individuum auf Verhaltensvorschläge
subjektiv reagiert. Beispielsweise kann ein Individuum äußerst negativ auf den Verhaltensvorschlag von Stuart: "Nur
wenig Essen auf die Gabel nehmen, zum Munde führen und dann
das Besteck wieder weglegen, bis der Bissen gekaut und heruntergeschluckt ist" reagieren, wenn es eine solche Reglementierung in der Familie erlebt hat und diese mit negativen
Konsequenzen in Verbindung bringt. Meiner Auffassung nach
sind die kognitiven Strukturen erlernt und durch verhaltenstherapeutische Maßnahmen beeinflußbar. Da die kognitiven
Strukturen das Verhalten steuern und die Motivation beein-

flussen, genügt es, diese zu verändern. Danach tritt ein
spezifisch gesteuertes Verhalten auf, das eine selektive Kontrolle über die Reize und das Verhalten in verschiedenen Situationen ausüben kann. Dieser Auffassung nach ist es von sekundärer Bdeutung, eine Menge an Verhaltensvorschriften auszubreiten und externe Belohnungsstrategien für bestimmte Situationen und spezifisch begrenzte Verhaltensstrategien festzulegen. Es reicht, wenn die für ein bestimmtes Verhalten motivierende kognitive Struktur verändert wird, und in der neuen kognitiven Struktur neue, das Verhalten steuernde Bewertungsprogramme festgelegt werden. So habe ich in meiner Therapie der Übergwichtigen keine Verhaltensvorschriften aufgezählt, es wurden lediglich die subjektive Bewertungsstruktur mit bestimmten Konsequenzen des Verhaltens assoziativ in Beziehung gebracht und eine Bereitschaft zur generalisierten Reiz- und Verhaltensdiskriminierung festgelegt. Nachdem das Individuum sein Motiv stabilisiert hat, z.B.: "Wenig Essen hängt mit bestimmten angenehmen Konsequenzen zusammen, während viel Essen mit negativen Konsequenzen zusammenhängt", werden das Verhalten und die Wahrnehmung so gesteuert, daß es auf Diätprogramme, Verhaltensvorschriften usw. selbst aufmerksam wird. Während die Verhaltenstherapie die subjektive Bewertung meistens nur zur leichteren Durchsetzung von Verhaltensvorschriften benutzt oder zur Bewußtmachung von Vorschriften, ist die kognitive Struktur, die in der Lebensgeschichte erlernt wurde, meiner Auffassung nach die eigentliche Determinante des Verhaltens, die durch verhaltenstherapeutische Maßnahmen beeinflußbar ist. Diesen Zusammenhang konnte ich in vielen experimentellen Arbeiten beweisen (z.B. in der Therapie des Übergewichtes, des Rauchens, der chronischen Hoffnungslosigkeit usw.). Während viele verhaltenstherapeutische Arbeiten meistens nur mittelfristig anhaltenden therapeutischen Erfolg aufweisen (z.B. verschlechtert sich das erwünschte Verhalten bei der Therapie des Übergewichtes, je länger der Zeitraum der Nachuntersuchung ist), scheint meine kognitive Verhaltenstherapie das Problem der Stabilisierung des erwünschten Verhaltens zum großen Teil gelöst zu haben. Die Verhaltenstherapie belohnt und bestraft mei-

stens das erwünschte bzw. unerwünschte Verhalten von außen, z.B. durch den Therapeuten. In der Selbstkontrolle wird die Bestrafung und Belohnung zwar vom Individuum selbst unternommen, dabei wird aber das individuelle Motiv ungenügend berücksichtigt. Aus diesem Grund konnte das erwünschte Verhalten nicht derart in die kognitive Struktur eingebaut werden, daß es gegen das unerwünschte Verhalten stabilisiert wird. Die Stabilisierung des erwünschten Verhaltens und die Beseitigung des unerwünschten Verhaltens ist nur dann möglich, wenn der Therapeut oder der Therapieempfänger fähig ist, eine individuell sehr wichtige Motivation aufzubringen. Die Bedingung dafür ist eine komplexe vorausgegangene Analyse der kognitiven Strukturen und ihrer erlernten Verbindungen. Ich habe beispielsweise eine Frau, die 30% zusätzlich zum Normalgewicht wog, zunächst nicht zur Verhaltensänderung motivieren können. Sie hatte kein ausreichendes Motiv, obwohl sie bereit war, sich unangenehme Konsequenzen des Dickseins vorzustellen. Da ich mir von einem fehlenden Motiv keinen Erfolg versprochen habe, teilte ich der Frau mit, sie würde, bedingt durch ihre Fettsucht, unter dem Arm fürchterlich riechen. Sie hatte die Interpretation angenommen, daß dies mit ihrer Fettsucht zusammenhängt. Dies wurde zu einem so starken Motiv, daß die 43jährige Frau bei der Nachuntersuchung nach eineinhalb Jahren auf das Idealgewicht kam.

Die Verhaltenstherapie und meine kognitive Verhaltenstherapie definieren auch den Konflikt, der ja als Ursache für das unerwünschte Verhalten angesehen werden kann, etwas unterschiedlich. Für die Verhaltenstherapie kann z.B. eine unmittelbar unangenehme, aber auf die lange Sicht angenehme Konsequenz (oder umgekehrt) einen Konflikt bedeuten. Das würde ich nicht bestreiten, ich sehe aber die eigentliche Konfliktquelle in den sogenannten gekoppelten kognitiven Strukturen, in denen beispielsweise eine bestimmte kognitive Bewertung ein Verhalten motiviert, weil eine unmittelbar angenehme Konsequenz erwartet wird, während eine andere kognitive Struktur das vollzogene Verhalten bestraft und somit zur unangenehmen Konsequenz führt. Der Konflikt liegt also mei-

stens in den motivierenden kognitiven Strukturen, die das
Verhalten im Prozeß der Bedürfnisbefriedigung fehlsteuern.

Ich gehe davon aus, daß die kognitiven Strukturen erlernt
sind und wende therapeutische Methoden an, die aus der Verhaltenstherapie stammen. Während die Verhaltenstherapie das
Verhalten direkt zu beeinflussen versucht (auch durch den Einsatz von subjektiven Faktoren wie z.B. Reizbewertung), versuche ich mit verhaltenstherapeutischen Methoden die kognitive Struktur zu beeinflussen, weil ich diese als Determinante des Verhaltens und der Steuerung des Verhaltens ansehe.
Ich möchte dabei auf einige Techniken und die Übernahme aus
der Verhaltenstherapie hinweisen:

Cautela (1965, 1967, 1972) und Kanfer (1970) definierten wesentliche Elemente, die in meiner kognitiven Verhaltenstherapie übernommen wurden. Cautela hat ein Verfahren entwickelt,
das er "covert sensitisation" nannte und das Brengelmann als
"verdeckte Sensibilisierung" oder "Sensibilisierung in der
Vorstellung" übersetzte. Cautela, aber auch Rachmann und
Teasdale (1971) zählen dieses Verfahren zu den aversionstherapeutischen Ansätzen. Mit dieser Methode hat Cautela zunächst mit Erfolg eine 90 kg schwere, 49jährige Frau therapiert, die sieben Monate nach der Therapie ein konstantes,
reduziertes Gewicht von 61 kg hatte. Diese Frau mußte sich
beispielsweise vorstellen, daß ihr in dem Moment, in dem sie
die Brotschnitte in die Hand nimmt, übel wird. Sie fühlt, daß
sie erbrechen muß und übergibt sich. Das Erbrochene fließt
über die eben vorbereiteten Speisen und sie muß alles säubern.
Cautela erklärt die Wirksamkeit des Verfahrens dadurch, daß
unerwünschte Reaktionen nicht nur durch externe negative Konsequenzen wie elektrische Schläge abgebaut werden, sondern
daß auch ein Prozeß, der in der Vorstellung abläuft, denselben Effekt hat. Meine Anwendung der Aversionsmethode ist immer "verdeckte Sensibilisierung", wobei die negativen Konsequenzen zwar an die unerwünschte kognitive Struktur und das
unerwünschte Verhalten gebunden werden, aber auch von dem
existenten Motiv für das erwünschte Verhalten abgehoben wer-

den (z.B.: "Wenn Sie nicht rauchen, wird es Ihnen nicht
übel, und Sie fühlen sich nicht manipuliert").

Meine Methode der kognitiven Verhaltenstherapie erfordert
eine genaue Selbstbeobachtung des Patienten, so daß es möglich ist, gemeinsam mit dem Therapeuten das erwünschte und
das unerwünschte Verhalten zu definieren. Er bewertet bestimmte Faktoren und bringt diese mit dem unerwünschten oder
dem erwünschten Verhalten in Beziehung. Danach soll er lernen, sich selbst für erwünschtes Verhalten un die motivierende kognitive Struktur zu belohnen und sich für unerwünschtes
Verhalten bzw. für unerwünschte kognitive Strukturen zu bestrafen. Diese Schritte, also Selbstbeobachtung, Selbstbewertung und Selbstbelohnung bzw. -bestrafung, bilden nach
Kanfer (1970) die Grundlage der Selbstkontrolle, einem Behandlungsprinzip, das in bestimmten Anwendungsbereichen zum
Erfolg führte, z.B. in der Therapie des Übergewichtes. Im Unterschied zu Kanfer wird in meiner Methode überwiegend die
kognitive Struktur, also die Selbstbewertung und damit erst
Zusammenhänge des erwünschten oder unerwünschten Verhaltens
belohnt oder bestraft. Bei Kanfer sind die vorgestellten Folgen des Verhaltens die Konsequenz für das Verhalten, während
sie in meinem Verfahren auch die Konsequenz der das Verhalten motivierenden kognitiven Strukturen sind.

Die Theorie des operanten Konditionierens geht vom Prinzip
der alleinigen externen Belohnung oder Bestrafung aus. Dabei
setzt der Therapeut Verhaltenskriterien fest und belohnt den
Patienten bei Erreichen dieses Kriteriums (z.B. durch verbales
Lob, Geld usw.). Während im kooperativen Suggestionstraining
und in der kognitiven Selbstkontrolle verdeckte Sensibilisierung sowie Selbstbelohnung und Selbstbestrafung oder suggerierte Bestrafung und Belohnung mit der Äußerung bestimmter
kognitiver Strukturen und mit ihnen verbundenem Verhalten in
Beziehung gebracht werden, wird im Einsichtstraining und in
der Sozialbetreuung das operante Konditionierungsverfahren
nach dem Prinzip der externen Belohnung oder Bestrafung verwendet. Dabei belohnt oder bestraft der Therapeut die erwün-

schte bzw. unerwünschte kognitive Struktur bzw. das unerwünschte oder erwünschte Verhalten.

Während die Verhaltenstherapie meistens die Verstärker standardisiert hat (z.B. Lob, Geld usw.), werden in unseren Methoden die für das Individuum wichtigen Wünsche und Ziele als Sozialverstärker angewandt. Auch die Bestrafung wird durch die subjektive Bewertung ausgewählt.

Zusammenfassend läßt sich sagen, daß meine kognitive Verhaltenstherapie bewährte Techniken der Verhaltenstherapie übernommen hat. Der Unterschied zur Verhaltenstherapie ist der, daß die zu verändernde Größe die kognitive Struktur ist, die das Verhalten motiviert und mit diesem eine funktionelle Einheit bildet. Die veränderte kognitive Struktur kann das Verhalten verändern, indem neue Reizbewertungen, neue Bewertungen der Konsequenzen des Verhaltens und neue Steuerungen des Verhaltens eintreten. Die kognitive Struktur und nicht nur das Verhalten ist erlernt. Das Verhalten wird von der erlernten kognitiven Struktur gesteuert. Die Symptomatik ist von Konflikten innerhalb der kognitiven Struktur bestimmt und nicht von dem bloßen externen Konflikt von Belohnung und Bestrafung. Die kognitive Struktur (beeinflußt durch "Programme") motiviert nicht nur einfaches Verhalten, sie ist für ein komplexes Verhalten verantwortlich. Die Programme steuern Verhaltensabläufe ähnlich wie ein Computer-Programm die Datenauswertung. Welche von mehreren kognitiven Strukturen sich als verhaltensmotivierend durchsetzen wird, hängt davon ab, an welche Zusammenhänge das Individuum ohne Antithese glaubt. Der Glaube hängt wiederum von der angenommenen positiven bzw. negativen Konsequenz einer kognitiven Struktur ab, z.B. durch die daraus folgende Verhaltensweise. Von daher muß die wirksamste Beeinflussung der kognitiven Strukturen mit der Anwendung der verhaltenstherapeutischen Prinzipien und der hypnotischen Beeinflussung (indem ohne Antithese an den Therapeuten geglaubt wird) zusammenhängen.

Meine kognitive Verhaltenstherapie kann eine wesentliche
Brücke zwischen Verhaltenstherapie und Psychoanalyse darstellen. Während die Verhaltenstherapie der Psychoanalyse zu Recht
den Vorwurf macht, daß sie elementare Verhaltensgesetze nicht
kontrolliere und berücksichtige, den Therapieeffekt nicht systematisch erfasse (z.B. in Nachuntersuchungen, durch Einsatz verschiedener Fragebögen usw.) und daß sie ungenügend bemüht sei,
ihre Theorie wissenschaftlich und experimentell zu beweisen
und das Vorgehen auf der Basis experimentell bewiesener Zusammenhänge zu standardisieren, wirft die Psychoanalyse der Verhaltenstherapie zu Recht vor, ungenügend in die motivationale Tiefe zu gehen. Diesen Widerspruch verspricht meine kognitive Verhaltenstherapie zu überwinden. Während sich das
wissenschaftliche Vorgehen mit den Anforderungen der Verhaltenstherapie deckt, erlaubt die Analyse der verhaltensdeterminierenden kognitiven Strukturen die Erfassung von tieferen motivationalen Schichten bei voller Berücksichtigung
der Lerngesetze. Mit der kognitiven Verhaltenstherapie ist
es beispielsweise durchaus möglich, familiendynamische Prozesse zu erfassen und zu beeinflussen. Die Stierlinschen Begriffe "Delegation, Bindung, Ausstoßung", mit denen er Familiensysteme analysiert, können durchaus mit Theorie und
Methode der kognitiven Verhaltenstherapie verstanden und beeinflußt werden. Damit bekommt der analytische Psychotherapeut die Möglichkeit, die erlernte kognitive Struktur mit
den analytisch relevanten determinierenden Faktoren in Beziehung zu bringen (z.B. ausstoßende, Normen setzende Eltern und eine kognitive Struktur, die Selbstzurückstellung
und Perfektionismus hoch bewertet). Der analytische Therapeut kann auch zusätzlich meine Methoden der kognitiven Verhaltenstherapie anwenden und somit die Verhaltensgesetze
systematisch berücksichtigen. Der Psychotherapeut kann einerseits komplexe Einsichten und emotionale Veränderungen hervorrufen, kommt aber durch die zusätzliche Anwendung der kognitiven Verhaltenstherapie in die Lage, die positiven und negativen Konsequenzen der neu erworbenen Einsichten zu kontrollieren. Somit wird er ihm früher als hartnäckig erschienene
Verhaltensweisen leichter beeinflussen. Er wird auch seine

eigene Person und seine Wirkung auf den Therapieempfänger
mit Verhaltensgesetzen in Verbindung bringen. Somit wird er
mehr für die Verwissenschaftlichung seiner Therapie beitragen als mit dem spekulativen und phantasievollen Begriff der
"Übertragung" und "Gegenübertragung", der eher ein Dokument
der realitätsfernen Kommunikation zwischen dem Patienten und
Therapeuten ist als eine wissenschaftlich notwendige Voraussetzung.

Mit der von mir entwickelten kognitiven Verhaltenstherapie
sind Ergebnisse erzielt worden, die in Hinblick auf die Stabilisierung des erwünschten Verhaltens, den statistischen Erfolg und die positive Veränderung in anderen Verhaltensbereichen in ihrer Güte kaum mehr zu übertreffen sind. Ich möchte abschließend einige Faktoren, die mit dem positiven Ergebnis zusammenhängen, erwähnen: Als positiv hat sich erwiesen,
daß hier nicht nur das Verhalten als erlernt behandelt wurde,
sondern die kognitive Struktur, das vollzogene Verhalten und
die subjektiv empfundene Konsequenz.Somit konnte die erlernte Reizbewertung, die erlernte Motivation und die erlernte
Wahrnehmung von Konsequenzen analysiert und beeinflußt werden. Es stellte sich immer mehr heraus, daß die erlernte subjektive Bewertung und Orientierung das Verhalten steuert und
die Konsequenzen aus dem vollzogenen Verhalten wahrnimmt.
Aus diesem Grunde erwies es sich als sehr nützlich, die Verhaltensgesetze auf den Komplex "Kognitive Struktur - Verhalten" anzuwenden und weniger die äußere Reizsituation und mehr
die subjektive Bewertung der Reizkonstellation zu sehen. Bei
solchem Vorgehen konnten Ergebnisse erzielt werden, die beweisen, daß die fehlerlernten und im Konflikt stehenden kognitiven Strukturen spezifisch fehlerlernte Verhaltensweisen
steuern, und daß durch ihre Aufhebung sich auch spezifische
persönliche Merkmale positiv verändern.

IV. Darstellung einer experimentell-therapeutischen Arbeit zur Erforschung der Wirksamkeit einzelner Verfahrensweisen aus dem Bereich der kognitiven Verhaltenstherapie

1. Übersicht

Anfang des Jahres 1975 bis Mitte 1976 wurden drei Gruppen von jeweils 120 Personen mit drei verschiedenen Verfahrensweisen therapiert und einer vergleichbaren Kontrollgruppe von 120 Personen gegenübergestellt. Jede Gruppe bestand zur Hälfte aus Männern und Frauen. Das Ziel der Arbeit war die Überprüfung von spezifischen Verfahrensweisen aus dem Gebiet der verdeckten Sensibilisierung, der verdeckten Belohnung in Kombination mit suggestiven Elementen (Programmvermittlung). In jeder Gruppe wurden 30 Personen wegen Zigarettenabhängigkeit (mehr als 50 Zigaretten pro Tag), 30 Personen wegen Übergewicht (+ 20 bis 30% zusätzlich zum Normalgewicht), 30 Personen wegen chronischer Hoffnungslosigkeit und 30 Personen wegen immer wiederkehrendem Ärger und Aufregung therapiert. Dieser emotionale Zustand hatte länger als ein Jahr angehalten und war von mindestens zwei Lebensereignissen oder sozialen Umständen hervorgerufen worden.

Die Raucher-Gruppe wurde ausschließlich mit dem kooperativen Suggestionstraining behandelt. In diesem Training bekamen sie auch die Anleitung zur kognitiven Selbstkontrolle, die aber nicht explizit trainiert wurde. Die Gruppe der Übergewichtigen wurde mit der kognitiven Selbstkontrolle, dem kooperativen Suggestionstraining, und Elementen aus dem Einsichtstraining behandelt. Die Gruppe der Hoffnungslosen und chronisch Verärgerten wurde mit dem kooperativen Suggestionstraining, dem Einsichtstraining, der kognitiven Selbstkontrolle und der Sozialbetreuung behandelt.

Die erste Experimentalgruppe wurde mit einer symptomorientierten verdeckten Sensibilisierung, einer verdeckten Belohnung in Kombination mit Suggestionselementen, standardisiert behandelt, d.h. daß z.B. die Verstärker bei allen Personen die gleichen waren.

Die zweite Experimentalgruppe wurde im Unterschied zur ersten Gruppe mit subjektiv relevanten Elementen für die verdeckte Sensibilisierung und Belohnung behandelt. Einem Raucher wurde z.B. vermittelt: "Immer, wenn Sie rauchen, denken Sie an Lungenkrebs", weil dieser Raucher besondere Angst vor Lungenkrebs hatte. Die dritte Experimentalgruppe wurde im Unterschied zur zweiten Experimentalgruppe zusätzlich mit der sogenannten "kognitiven Verlaufstudie" behandelt, d.h. von Sitzung zu Sitzung wurden die spezifischen Situationseinflüsse, Reizbewertung, Motivation, Verhaltenssteuerungen und Konsequenz-Bewertungen analysiert und spezifisch beeinflußt. Beispielsweise berichtete in einer Sitzung ein Therapieempfänger, daß er am Vorabend bei gemütlicher Atmosphäre beim Fernsehen besonders viel gegessen hatte, und daß diese Situation durch die Passivität seiner Freundin, die nicht ausgehen wollte, bedingt sei. Danach wurde ein spezifisches Programm für die Reizbewertung in solchen Situationen aufgestellt, z.B.: "Wenn ich vor dem Fernsehapparat esse, fühle ich mich noch unwohler". In dieser Gruppe wurden Familienbeziehungen, soziale Situationen und ihre Bewertungen in die Analyse und Therapie einbezogen.

Hier sollen die einzelnen therapeutischen Maßnahmen kurz dargestellt werden:
Im kooperativen Suggestionstraining werden in der Vorstellung des Therapieempfängers positive und negative Konsequenzen des Verhaltens und der mit ihm verbundenen kognitiven Strukturen vermittelt. In der kognitiven Selbstkontrolle werden angenehme und unangenehme Konsequenzen einer kognitiven Struktur und mit ihr verbundene Verhaltensweisen mit erwünschtem bzw. un-

erwünschtem Verhalten in Beziehung gebracht. Im Einsichtstraining werden erwünschte kognitive Strukturen vom Therapeuten extern belohnt und verbal mit positiven Konsequenzen in Beziehung gebracht, während die unerwünschten Verhaltensweisen verbal mit negativen Konsequenzen zusammengebracht werden. In der Sozialbetreuung werden die erwünschten kognitiven Strukturen extern belohnt (z.B. durch die Durchführung einer Aktivität, die dem Therapieempfänger gefällt). Da alle therapeutischen Maßnahmen auf die kognitive Struktur abzielen, kann überwiegend von verdeckter Sensibilisierung und Belohnung die Rede sein. Trotzdem wird darüber hinaus im kooperativen Suggestionstraining ein Interpretations- und Verhaltensmuster suggeriert, in dem die Belohnungs- und Bestrafungsweisen des vermittelten Verhaltensmodells übernommen werden. Da erinnert meine Arbeit an die Ansätze von Bandura und Kupers (1964).

In den drei Experimentalgruppen wurden die einzelnen Maßnahmen der Programmtherapie auf die spezifischen Aufgaben in der jeweiligen Gruppe abgestimmt. So wurde beispielsweise in der ersten Experimentalgruppe durch das Einsichtstraining die erwünschte kognitive Struktur mit einem Standardsatz belohnt. Wenn der Patient äußerte, Hoffnungslosigkeit bringe ihn nicht weiter, dann wurde vom Therapeuten erwidert: "Das ist sehr gut, denn Hoffnungslosigkeit scheint auch bestimmte Krankheiten hervorzurufen". In der zweiten Experimentalgruppe wurden im Einsichtstraining die subjektiv relevanten Elemente in der verdeckten Sensibilisierung und Belohnung verwendet (z.B. wenn der Patient äußert, Hoffnungslosigkeit bringe ihm auf die Dauer nichts ein, dann wurde vom Therapeuten erwidert:"Das ist sehr richtig, denn somit werden Sie die Beziehung zu ihren geliebten Kindern verlieren"). In der dritten Gruppe wurde der spezifische Verlauf bei den einzelnen Therapieempfängern berücksichtigt und auf ihre einzelnen sozialen Beziehungen, Situationen, Reizbewertungen, Motivationen und empfundene Konsequenzen des Verhaltens eingegangen. Am Beginn jeder Sitzung wurden die spezifischen Einflüsse der vorausgegangenen Woche kurz analysiert und therapeutisch beeinflußt.

Jede Gruppe wurde drei Monate lang mit einer Stunde pro Woche therapiert. Die Nachuntersuchung geschah drei Monate, sechs Monate, ein Jahr und eineinhalb Jahre nach der abgeschlossenen Therapie. Dabei zeigte sich, daß die erste Experimentalgruppe die schlechtesten Ergebnisse aufwies, die zweite Gruppe zeigte etwas bessere Ergebnisse, während die dritte Gruppe weitgehend die besten Ergebnisse aufwies. Während sich in den ersten beiden Gruppen die Ergebnisse im Lauf der Zeit von Nachuntersuchung zu Nachuntersuchung verschlechtern, verbessern sich diese in der dritten Gruppe. Das beweist, daß sich nur bei der in der dritten Experimentalgruppe verwendeten Methoden das erwünschte Verhalten auf lange Zeit stabilisiert. Der wesentlichste Faktor dafür scheint die erlernte Fähigkeit zu sein, die individuell spezifischen Situationen, Motivationen und Auslöser zu kontrollieren, während die bloße verdeckte Sensibilisierung und Belohnung keinen dauerhaften Erfolg versprechen.

2. Theoretische und methodische Voraussetzungen

Ich habe bis Ende 1974 eine therapeutische Konzeption entworfen, die ich RGM-Soziopsychotherapie nannte (1977), die 1979 in den Beltz-Forschungsberichten erscheinen wird. Diese Arbeiten sind als methodische und theoretische Vorstufe der seit Anfang 1975 entwickelten kognitiven Verhaltenstherapie zu betrachten. Mich hat der von Cautela beschriebene Begriff der "verdeckten Sensibilisierung" (1965, 1967) und der "verdeckten Belohnung" besonders angezogen. Dazu habe ich, besonders in Anlehnung an George Kelly (1955) den Begriff der sogenannten "kognitiven Strukturen" entwickelt, die für die spezifische Reizbewertung, Verhaltenssteuerung, Motivation und Bewertung von Konsequenzen des Verhaltens verantwortlich sind. In vielen Einzelanalysen konnte ich immer wieder die Beobachtung machen, daß für Konflikte und Symptome sogenannte gekoppelte kognitive Strukturen verantwortlich sind. Dabei wird ein Verhalten, eine Situation oder eine Konsequenz

gleichzeitig positiv und negativ bewertet. Dabei ergab sich
das therapeutische Ziel, symptombildende kognitive Strukturen zu entkoppeln bzw. andere kognitive Strukturen, die mit
dem erwünschten Verhalten zusammenhängen, neu zu koppeln.
Auch in der Übernahme des Begriffes "erwünschtes bzw. unerwünschtes Verhalten" schließe ich an Cautela (1972) an, der
vorschlug, den Abbau der unerwünschten Verhaltensweisen durch
den Aufbau erwünschter Verhaltensweisen zu ersetzen. Generell ging ich davon aus, daß die kognitiven Strukturen erlernt sind und daß die Verhaltenstherapie durch die Erforschung und Beeinflussung der Subjektivität erweitert werden
muß. Dies schloß an Kanfer (1970) an.

Ich hatte einzelne Arbeiten analysiert, in denen die verdeckte Sensibilisierung und die verdeckte Belohnung angewandt worden sind, z.B. in der Beeinflussung des Übergewichtes und
anderer Verhaltensprobleme. Dabei stellt sich heraus, daß
die Autoren mit geringem oder keinem Erfolg mit weitgehend
standardisierten Verfahrensweisen gearbeitet haben (Meynen,
1970; Lick und Bootzin, 1971).Die Autoren, die mehr auf die
subjektive Bedeutung der Verstärker und Belohnung eingingen,
konnten gute Ergebnisse erzielen (z.B. Janda und Rimm,1972)
in der Beeinflussung des Übergewichtes. Auch die Arbeiten
von Stuart (1967), Harris (1969), Wollersheim (1970), Romanczyk et. al. (1973) haben die Subjektivität und den spezifischen individuellen Therapieverlauf nicht berücksichtigt.
Auch in ihren Studien stellte sich heraus, daß die verdeckte
Sensibilisierung sich nicht einmal als ergänzende Maßnahme
für das Gewichtsreduktions-Programm eignete. Meine Hypothese
war, daß die Methode der verdeckten Sensibilisierung und Belohnung nur dann auf die Dauer erfolgreich sein kann, wenn
sie in die kognitiven Strukturen so integriert wird, daß die
Reizsituationen, die das unerwünschte Verhalten auslösen,
unter die kognitive Kontrolle kommen und die positiven und
negativen Konsequenzen des erwünschten Verhaltens kognitiv
so tief eingesehen und erlebt werden, daß sie zum festen
Repertoire des Selbstkonzeptes werden.

Die Auswahl der Probanden wurde aus einer dreijährigen Warteliste zusammengestellt. Ein Teil wurde aus einer prospektiven Studie aus dem Jahre 1972/73 vermittelt, ein Teil hat sich an mich persönlich gewandt, ein Teil wurde durch Freunde und Bekannte vermittelt, ein anderer Teil, besonders die Übergewichtigen, wurde von mir persönlich angesprochen. Die nicht therapiierte Kontrollgruppe wurde auf eine Warteliste gesetzt, die sich auf mehr als 1 1/2 Jahre erstreckte. Die einzelnen Gruppen waren in Geschlecht, Alter (zwischen 40 und 45 Jahren) und Beruf vergleichbar sowie nach der Ausprägung des Symptoms.

Die therapierten Gruppen und Kontrollgruppen sowie ihre Angehörigen wurden vor der Therapie und eineinhalb Jahre nach der Therapie mit einem Fragebogen zur Überprüfung des therapeutischen Erfolges befragt. Somit konnten über das therapierte Symptom hinaus auch andere Verhaltensweisen und ihre Veränderungen erfaßt werden. In den ersten sechs Monaten wurden die Gruppe der Übergewichtigen und die Gruppe der Hoffnungslosen therapiert, während in den nächsten sechs Monaten die Gruppen der Raucher und der Verärgerten therapiert wurden. Zum Schluß sollen noch einige theoretische Voraussetzungen angeführt werden, die für den Prozeß der Stabilisierung des erwünschten Verhaltens von Bedeutung sind. Die einzelnen kognitiven Strukturen sind übergeordnet in kognitive Komplexe integriert. Die Bewertungsregeln, die den kognitiven Strukturen bzw. kognitiven Komplexen zugrunde liegen, nenne ich Programme. Eine Programmanalyse ist also eine Analyse von kognitiven Strukturen, kognitiven Komplexen und ihren Bewertungsregeln. Das kognitive Selbstkonzept ist die Selbst- und Fremdinterpretation, die die Beziehung zwischen dem Selbst und der sozialen Umwelt interpretiert und somit auch das Selbstempfinden bestimmt. Die wichtigsten kognitiven Faktoren, die die Aufrechterhaltung des kognitiven Selbstkonzeptes mitbestimmen, nenne ich kognitiv-konstitutionelle Faktoren. Diese Faktoren beeinflussen das Motiv. Das Motiv ist eine Interpretations- und Verhaltenstendenz, im Rahmen eines erlebten Mangels und eines erstrebten Zustandes, die ein erwünschtes Verhalten erstrebt und ein unerwünschtes Verhalten vermeidet bzw. zu löschen versucht. Ein motivaufrechterhaltender Faktor kann z.B. die negative Bewertung von Krankheit, schlechtem Aussehen usw. darstellen. Ein kognitiv-konstitutioneller Faktor wird verhaltenswirksam, wenn das Individuum ohne Antithese an den Zusammenhang zwischen dem konstitutionell-kognitiven Faktor und dem erwünschten bzw. unerwünschtem Verhalten glaubt, z.B. an den Zusammenhang von negativ bewerteter Krankheit und Dicksein. Das therapeutische Hauptziel (das in dieser Arbeit in Experimentalgruppe III verwendet wird) ist, daß das erwünschte Verhalten motiviert, sodann ausreichend in das kognitive Selbstkonzept als für das Individuum positiv wirkend integriert und somit stabilisiert wird. Das letzte therapeutische Ziel ist, daß an den Zusammenhang von konstituionell-kognitiven Faktoren und dem erwünschten bzw. unerwünschten Verhalten ohne Antithese geglaubt wird. Zum Beispiel kann kein therapeutischer Effekt erzielt werden, wenn das Individuum zwar aus einem bestimmten Grund abnehmen möchte, das übermäßige Essen aber derart positiv bewertet, daß es dieses mit Gesundheit in Verbindung bringt. Aus diesem Grund müssen die störenden kognitiven Strukturen bzw. die kognitiv-konstitutionellen Faktoren für das unerwünschte Verhalten mit Methoden des verdeckten Konditionierens inaktiviert werden. Anstelle dessen müssen neue Motive bzw. neue kognitiv-konstitutionelle Faktoren stabilisiert werden.

Das Selbstkonzept ist die höchste Instanz, in der resultierende kognitive Strukturen, integriert in kognitive Komplexe, verhaltenswirksam werden und als selbstrelevant erlebt werden. Das Selbstkonzept hat also die Aufgabe, die letztlich positiven und negativen Konsequenzen von Verhaltensweisen, Interpretationsweisen usw. zu berücksichtigen. Wenn z.B. ein starker Raucher zwar an den Zusammenhang zwischen Rauchen und Krebserkrankung glaubt, kann er das Rauchen noch immer positiv bewerten, wenn er glaubt, daß ihm dies eine befürchtete Nervosität vermindert. Diese resultierende kognitive Struktur wird dann im Selbstkonzept, in dem kognitive Strukturen aus verschiedenen Bereichen verhaltenswirksam werden, als ein konstitutionell-kognitiver Faktor wirken, der das Rauchen

aufrechterhält. Eine erfolgreiche Therapie muß also solche
tragenden konstitutionellen Faktoren angehen bzw. neue für
das erwünschte Verhalten hervorrufen.

Wenn das therapeutische Ziel erreicht wird, ein objektiv
schädliches unerwünschtes Verhalten zu instabilisieren und
ein erwünschtes Verhalten zu stabilisieren, dann wird dieses
Ergebnis zu einem wichtigen konstitutionellen Faktor im gesamten Selbstkonzept des Individuum, so daß sich dieses in
anderen nicht therapierten Bereichen subjektiv und objektiv
positiver verhält. Um diese Hypothese zu überprüfen, wird
der Fragebogen zur Überprüfung des therapeutischen Erfolges
eingesetzt.

3. Ergebnisse

Die Tabellen zeigen, daß bei allen durchgeführten Therapien
die erste Experimentalgruppe die schlechtesten Ergebnisse
aufweist. Die zweite Experimentalgruppe zeigt etwas bessere
Ergebnisse als die erste. Für beide Gruppen ist aber charakteristisch, daß das ohnehin nicht gute Ergebnis im Laufe
der Zeit, von Nachuntersuchung zu Nachuntersuchung, schlechter wird. Die Ergebnisse der dritten Experimentalgruppe, in
der nicht nur verdeckte Belohnung und Sensibilisierung, also
verdeckte Konditionierung, erstrebt wurde, sondern auch eine
inhaltlich und individuell spezifische Verlaufstudie angeschlossen wurde, in der das Motiv und die Integration des
erwünschten Verhaltens in das Selbstkonzept erstrebt wurde,
bei Berücksichtigung von konstitutionell-kognitiven Faktoren,
waren am besten. Außerdem stabilisierte sich das erwünschte
Verhalten, es nahm sogar von Nachuntersuchung zu Nachuntersuchung zu. Der Fragebogen zur Überprüfung des therapeutischen Erfolges zeigt, daß nur in der dritten Gruppe positive
Verhaltensveränderungen außerhalb des therapierten Symptoms
zustande kamen. Dies bestätigt die Hypothese, daß das erwün-

Tabelle: Therapieergebnisse der Rauchergruppen (jeweils 30 Probanden pro Gruppe)

	Nach drei Monaten				Nach 6 Monaten				Nach einem Jahr				Nach 1 1/2 Jahren			
	Therapierte Gruppen			KG	Therapierte Gruppen			KG	Therapierte Gruppen			KG	Therapierte Gruppen			KG
	I	II	III		I	II	III		I	II	III		I	II	III	
Abstinenz	10	17	27	0	6	13	26	1	2	6	28	2	2	4	26	1
Reduktion von mehr als 50%	2	5	2	1	4	8	4	1	5	4	1	2	7	9	3	1
Reduktion bis zu 50%	8	6	1	1	10	2	0	1	16	3	1	2	4	2	1	0
Rauchverhalten unverändert	9	2	0	27	8	6	0	27	4	15	0	24	15	12	0	27
Zigarettenkonsum gestiegen	1	0	0	1	2	1	0	0	3	2	0	0	2	3	0	1

KG = Kontrollgruppe

Tabelle: Therapieergebnisse der Gruppe der Übergewichtigen (jeweils 30 Personen pro Gruppe)

	Nach drei Monaten				Nach 6 Monaten				Nach einem Jahr				Nach 1 1/2 Jahren			
	Therapierte Gruppen				Therapierte Gruppen				Therapierte Gruppen				Therapierte Gruppen			
	I	II	III	KG	I	II	III	KG	I	II	III	KG	I	II	III	KG
Reduziert auf Idealgewicht (Größe-100-10%)	0	0	1	0	0	1	7	0	0	0	8	0	0	0	7	0
Reduziert auf Normalgewicht (Größe-100)	1	2	2	0	2	3	8	0	1	4	7	0	1	3	8	0
Reduziert bis auf 10% Übergewicht	6	7	9	0	7	4	11	0	4	7	12	0	3	6	15	0
Leicht reduziertes Gewicht	5	9	10	1	4	6	4	0	3	8	3	0	4	7	0	1
Unverändert	18	12	8	28	16	15	0	26	20	11	0	25	19	13	0	25
Gewichtszunahme	0	0	0	1	1	1	0	4	2	0	0	5	3	1	0	4

KG = Kontrollgruppe

Tabelle: Therapieergebnisse der Gruppe: Chronische Aufregung und Verärgerung. (pro Gruppe 30 Probanden, die 2. Zahl ist die Aussage der Angehörigen)

	Nach drei Monaten				Nach 6 Monaten				Nach einem Jahr				Nach 1 1/2 Jahren			
	Therapierte Gruppen				Therapierte Gruppen				Therapierte Gruppen				Therapierte Gruppen			
	I	II	III	KG	I	II	III	KG	I	II	III	KG	I	II	III	KG
Ganz aufgehört	1/0	3/4	6/9	0/0	0/0	1/1	7/8	1/0	1/0	1/2	8/9	0/0	0/0	2/2	9/9	0/0
Mehr als auf die Hälfte reduziert	1/1	2/5	8/6	0/0	1/2	1/4	9/10	0/0	0/1	5/1	10/12	0/1	1/1	4/3	12/13	0/1
Bis zur Hälfte reduziert	2/3	3/2	12/10	0/0	2/1	3/2	12/11	0/1	2/3	3/3	11/8	2/3	2/4	1/5	8/8	1/0
Unverändert geblieben	25/24	21/18	4/5	25/22	25/25	24/23	2/1	21/19	24/24	19/24	1/1	19/26	25/23	22/19	1/0	18/17
Verstärkt aufgetreten	1/2	1/1	0/0	5/8	2/2	1/0	0/0	8/10	3/1	2/0	0/0	9/10	2/2	1/1	0/0	11/12

KG = Kontrollgruppe

Tabelle: Therapieergebnisse der Gruppe: Hoffnungslosigkeit und Niedergeschlagenheit. (pro Gruppe 30 Probanden, die 2. Zahl ist die Aussage der Angehörigen)

	Nach drei Monaten				Nach 6 Monaten				Nach einem Jahr				Nach 1 1/2 Jahren			
	Therapierte Gruppen			KG	Therapierte Gruppen			KG	Therapierte Gruppen			KG	Therapierte Gruppen			KG
	I	II	III		I	II	III		I	II	III		I	II	III	
Ganz aufgehört	1/1	3/5	9/10	0/1	1/2	2/4	10/11	0/0	1/2	2/3	11/12	1/1	1/0	3/5	15/19	0/0
Mehr als auf die Hälfte reduziert	3/2	8/12	11/8	1/0	2/1	7/7	13/12	1/1	1/1	6/5	18/17	2/3	0/1	8/9	15/10	0/0
Bis zur Hälfte reduziert	5/6	5/7	9/10	1/1	4/3	4/3	7/7	2/3	5/4	5/4	1/1	4/1	3/3	2/1	0/1	6/5
Unverändert geblieben	20/20	14/6	1/1	23/20	17/17	15/15	0/0	3/2	18/16	15/16	0/0	3/2	22/9	17/14	0/0	13/12
Verstärkt aufgetreten	1/1	0/0	0/1	5/8	6/7	2/1	0/0	24/24	5/8	2/2	0/0	10/12	4/7	1/1	0/0	11/13

KG = Kontrollgruppe

schte Verhalten zum konstitutionell-kognitiven Faktor geworden ist für andere Verhaltensweisen. In dieser Arbeit wird nur eine Tabelle dargestellt, die sich auf die Überprüfung des therapeutischen Erfolges bzw. auf die Ausbreitung des Therapieerfolges in andere Verhaltensbereiche bezieht. Ähnliche Ergebnisse wurden erzielt in der Therapie von Übergewichtigen, während in der Rauchergruppe und der Gruppe mit chronischer Verärgerung etwas schlechtere, aber doch noch bemerkenswerte positive Veränderungen vorkamen.

Die Auswertung der Studie wurde durch wissenschaftliche Hilfskräfte unternommen, die Sozialbetreuung durch zwei Mitarbeiter. Die therapeutische Motivation im Kampf gegen das Rauchen, Übergewicht, Hoffnungslosigkeit und Verärgerung war bei allen therapierten Gruppen die gleiche. Dafür spricht das hohe Engagement des Therapeuten gegen diese Eigenschaften. Das einzige Ziel dieser Arbeit war die objektive Überprüfung der Funktionsweisen bestimmter therapeutischer Verfahren, obwohl sich die Hypothese, daß die Verfahrensweisen der Gruppe III die wirksamsten sind, schon in den Voruntersuchungen und in den früheren therapeutischen Arbeiten des Autors herauskristallisierte.

Ein beachtenswertes Ergebnis für die Grundlagenforschung ist es, daß emotionale Faktoren und Störungen hervorragend durch die kognitive Verhaltenstherapie beeinflußt werden können. Es scheint so zu sein, daß die kognitiven Strukturen eher die Emotionalität beeinflussen als umgekehrt.
Bei den Häufigkeitsverteilungen der vier Tabellen auf S. 87-90 (Rauchen, Übergewicht, Aufregung, Hoffnungslosigkeit) wurde für jede Versuchsgruppe und jeden Nachuntersuchungszeitpunkt und gegebenenfalls für Probanden und Angehörige getrennt ein Chi^2-Test auf Unabhängigkeit (Gleichheit der relativen Häufigkeiten in Versuchs- und Kontrollgruppe) durchgeführt. Die Tests sind mindestens auf dem 5%-, meist auf dem 1%-Niveau oder noch wesentlich höher signifikant, mit folgenden Ausnahmen:

Rauchen: Gr.II nach 1 Jahr
Übergewicht: Gr.I nach 1 1/2 Jahren
Aufregung: Gr.I durchweg
                      Gr.II Probanden: ab 6 Monaten
                      Angehörige: nach 6 und 12 Monaten
Hoffnungslosigkeit: Gr.I durchweg
                      Gr.II Probanden und Angehörige nach
                      12 Monaten

4. Fragebogen zur Überprüfung des therapeutischen Erfolges

1. Haben Sie mindestens zwei Lebensereignisse (oder andere Lebensumstände) derart betroffen, daß Sie im letzten Jahr immer wieder hoffnungslos und niedergeschlagen waren?
2. Haben Sie mindestens zwei Lebensereignisse (oder andere) Lebensumstände) derart betroffen, daß Sie im letzten Jahr immer wieder derart verärgert und aufgeregt waren, daß Sie Ihre Aufregung meistens nicht mehr unter Kontrolle bekamen?
3. Haben Sie ein Lebensziel?
4. Mögen Sie sich selbst?
5. Haben Sie ein positives Verhältnis zum eigenen Körper?
6. Haben Sie Selbstvertrauen?
7. Glauben Sie, daß Sie für andere Menschen wichtig sein können?
8. Können Sie Ihr Gefühlsleben ausreichend zum angenehmen hin beeinflussen?
9. Sind Sie in den letzten drei Monaten krank gewesen?
10. Hatten Sie in den letzten drei Monaten körperliche Beschwerden?
11. Hatten Sie in den letzten Monaten seelische Beschwerden (z.B. Trauer)?
12. Hatten Sie in den letzten drei Monaten stark ausgeprägte Angstgefühle?
13. Genießen Sie Dinge, die um Sie herum sind (Natur, Wohnen)?

14. Haben Sie in der letzten Zeit Freude an Menschen, mit denen Sie in Berührung kommen?
15. Machen Sie sich in der letzten Zeit viel Selbstvorwürfe?
16. Sind Ihre Gedanken viel mehr auf die Vergangenheit als auf die Zukunft gerichtet?
17. Äußern Sie in der letzten Zeit Ihre seelischen Bedürfnisse und Gefühle Mitmenschen gegenüber?
18. Haben Sie in der letzten Zeit Erfolg im Umgang mit Mitmenschen?
19. Haben Sie in der letzten Zeit Ihre Gefühle unter Kontrolle, so daß Sie Ihre Gemütsbewegungen selbst beeinflussen können?
20. Haben Sie zu nahestehenden Personen Vertrauen?
21. Haben Sie in der letzten Zeit erotisches oder sexuelles Interesse an einem Mitmenschen?
22. Fühlen Sie sich von Ihren Mitmenschen anerkannt?
23. Glauben Sie, daß Ihre Person für andere Menschen wichtig ist?
24. Haben Sie vor sich selbst Achtung?
25. Glauben Sie, daß Sie ungünstige seelische Zustände bei sich selbst beeinflussen können?
26. Glauben Sie, daß Sie körperliche Symptome bei sich selbst beeinflussen können?
27. Hat für Sie Ihr Dasein und Ihr Leben einen Sinn?
28. Haben Sie das Gefühl, von anderen Menschen seelisch isoliert zu sein?
29. Haben Sie sich von Dingen, die Sie gerne tun, völlig zurückgezogen?
30. Haben Sie zur Zeit finanzielle Probleme?
31. Haben Sie zur Zeit größere soziale Probleme (am Arbeitsplatz etc.)?
32. Ist die Hoffnungslosigkeit, über die Sie in der ersten Befragung berichtet haben, in der Zwischenzeit:
a) unverändert geblieben,
b) verstärkt aufgetreten,
c) ganz verschwunden, aufgehört,
d) verringert, mehr als auf die Hälfte,
e) verringert, bis zur Hälfte.

33. Ist die Verärgerung und Aufregung, über die Sie in der
    ersten Befragung berichtet haben, in der Zwischenzeit:
    a) unverändert geblieben,
    b) verstärkt aufgetreten,
    c) ganz verschwunden, aufgehört,
    d) verringert, mehr als auf die Hälfte,
    e) verringert, bis zur Hälfte.

5. Variablenkatalog zum Fragebogen zur Überprüfung des therapeutischen Erfolges

Variable	Frage Nr.
1. Chronische, reaktive Hoffnungslosigkeit	1
2. Chronische, reaktive Aufregung	2
3. Zielorientiertes Leben	3
4. Selbstakzeptierung	4, 5, 24
5. Selbstvertrauen	6, 7
6. Fähigkeit zur Selbstbeeinflussung	8, 19, 25, 26
7. Psychische und physische Symptomatik in den letzten drei Monaten	9, 10, 11, 12
8. Genußfähigkeit in Berührung mit Dingen und Menschen	13, 14
9. Selbstvorwürfe	15
10. Fehlende Zukunftsorientierung	16
11. Verhinderte Gefühls- und Bedürfnisäußerung im sozialen Rahmen	17
12. Erfolgserlebnis im Umgang mit Mitmenschen	18
13. Vertrauen in nahestehende Personen	20
14. Äußerung emotional-erotischer Bedürfnisse einem Mitmenschen gegenüber	21
15. Gefühl der sozialen Anerkennung	22, 23
16. Sinn des Lebens	27
17. Gefühl der sozialen Isolation	28, 29
18. Finanzielle und soziale Probleme	30, 31
19. Vergleich des emotionalen Zustandes vor und nach der Therapie	32, 33

6. Auszählung der Antworthäufigkeiten (Ja-Antworten)

aufgrund des Fragebogens zur Überprüfung des therapeutischen Erfolges
(Chronische Hoffnungslosigkeit und Niedergeschlagenheit)
Die erste Zahl ist die Antwort der Probanden, die 2. Zahl der Angehörigen

Frage Nr.	Vor der Therapie				1 1/2 Jahre nach der Therapie			
	Therapierte Gruppen			Kontroll-	Therapierte Gruppen			Kontroll-
	I	II	III	gruppe	I	II	III	gruppe
1	30/30	30/29	30/30	30/29	25/24	22/23	2/3	26/28
2	8/6	5/3	4/7	5/6	7/2	6/9	1/1	6/5
3	2/4	3/1	1/6	2/5	6/2	4/10	23/27	4/1
4	6/9	10/11	5/8	9/3	6/8	10/14	15/17	3/3
5	8/1	5/2	3/2	4/6	5/5	6/2	17/13	1/5
6	3/4	8/2	7/1	6/3	4/4	5/3	19/24	2/4
7	8/13	5/2	9/1	7/6	9/10	6/12	20/21	4/8
8	1/0	0/0	2/0	1/2	1/0	3/4	27/28	1/1
9	10/12	11/14	15/15	19/13	11/13	10/12	2/4	10/13
10	13/14	15/16	17/14	11/18	12/13	14/14	5/2	13/19
11	25/26	28/19	29/26	27/18	24/25	26/24	8/6	23/29
12	3/6	4/2	7/1	5/3	2/7	5/3	4/2	4/5
13	6/4	5/8	1/1	1/2	7/7	8/2	10/17	4/2
14	2/2	1/0	3/0	4/2	1/3	2/2	16/15	3/4
15	28/29	30/26	28/30	25/26	23/24	27/21	9/10	25/28
16	30/30	29/30	29/30	30/28	26/26	23/24	6/7	28/29
17	2/2	3/1	4/1	2/3	5/2	6/7	19/28	3/0
18	1/1	2/3	4/8	3/1	1/4	3/5	6/8	1/1
19	0/1	1/0	2/0	1/0	2/1	1/3	24/23	1/5
20	20/19	17/24	16/23	15/27	13/20	10/8	19/28	10/16
21	1/0	0/0	1/1	2/3	3/4	5/7	25/26	3/1
22	18/19	12/17	23/24	20/25	19/22	13/18	26/27	22/28
23	20/13	14/12	15/16	14/16	17/18	18/19	20/18	15/16
24	21/16	22/17	23/14	20/13	21/18	23/19	24/19	20/14
25	3/5	6/4	7/6	5/5	4/6	7/8	28/29	5/7
26	5/6	8/9	7/8	9/8	9/6	7/8	21/29	6/10
27	6/9	8/5	4/9	8/5	7/10	5/11	24/26	8/11
28	25/29	30/27	30/26	28/29	24/28	27/26	4/7	24/22
29	29/30	28/30	29/30	30/30	24/27	28/30	5/8	26/29
30	10/11	9/8	6/8	7/6	10/10	10/11	7/8	8/8
31	8/9	12/13	8/14	8/5	7/6	10/14	9/13	7/6

V. Therapeutische Beeinflussung von Übergewichtigen

1. Übersicht

136 Personen mit Übergewicht zwischen 25 und 35% wurden programmtherapeutisch behandelt. Der therapierten Gruppe wurde eine vergleichbare Kontrollgruppe gegenübergestellt. Die Probanden wurden aus 4.270 Personen (aus der Kartei des Einwohnermeldeamtes) nach dem Zufallsprinzip ausgesucht. Die Nachuntersuchung wurde nach jeweils 3 Monaten, 6 Monaten, einem Jahr und eineinhalb Jahren vorgenommen. Dabei zeigte sich in der therapierten Gruppe ein Erfolg von 80,8% (Idealgewicht, Normalgewicht oder reduziert auf 10% Übergewicht); nur 4,4% in der Kontrollgruppe haben dieses Ziel ohne Therapie erreicht.

2. Theoretische und methodische Voraussetzungen

Grundlage der therapeutischen Maßnahmen für die Beeinflussung des Übergewichtes ist die von mir entwickelte Programmtherapie. Die Programmtherapie ist eine kognitive Verhaltenstherapie. Sie versucht kognitive und verhaltenstherapeutische Gesichtspunkte in Beziehung zu bringen. Dabei spielt mein Begriff der "kognitiven Strukturen" eine besondere Rolle. Eine kognitive Struktur beinhaltet eine Bewertung von Reizen, Motivationen und das Bewußtsein von positiven und negativen Konsequenzen eines Verhaltens, Reizes oder Motivs. Die kognitive Verhaltenstherapie versucht, die erlernte kognitive Struktur von Reiz, Motiv, Verhalten und Konsequenz als eine psychologische Orientierungseinheit zu betrachten und diese mit Anwendung verhaltenstherapeutischer Prinzipien zu beeinflussen. Meine kognitive Verhaltenstherapie beinhaltet zwei zentrale Vorgehensweisen und Begriffe, die für die Analyse notwendig sind: Die Entkoppelung und Neukoppelung von kognitiven Strukturen. Der Inhalt und Vorgang soll hier näher beschrieben werden: Reizbewertungen und Motive werden häufig von zwei im Gegensatz stehenden erlernten kognitiven Strukturen bestimmt. Dies hat zur Folge, daß die Konsequenzen des Verhaltens ambivalent oder eindeutig negativ erlebt werden. Eine Reizbewertung und ein Motiv können ein Verhalten in Gang setzen. Eine zu der ersten Reizbewertung widersprüchliche Reizbewertung und ein widersprüchliches Motiv können auf das vorhergegangene Verhalten Reaktionen hervorrufen, die für das Individuum negative Konsequenzen haben. Wenn die ursprüngliche hohe Reizbewertung und das Motiv, das das Verhalten hervorruft, beibehalten werden, weil diese anderswo belohnt oder verstärkt werden, wird sich das Verhalten, auf das dann negative Konsequenzen folgen, trotz dieser wiederholen. Das Individuum gerät in eine Sackgasse, ein Verhalten mit negativen Konsequenzen stabilisiert sich. In diesem Fall ist es das Ziel der kognitiven Verhaltenstherapie, die widersprüchlichen kognitiven Strukturen zu entkoppeln. Bei gekoppelten kognitiven Strukturen begegnen wir einer widersprüchlichen Reizbewertung, Motivation oder Bewertung der Konsequenzen des Verhaltens. Der Widerspruch läßt sich daran erkennen, daß die vorweggenommene Belohnung einer kognitiven Struktur unverträglich ist mit der Bewertung der Konsequenzen durch eine andere kognitive Struktur. Dabei erscheint auf den ersten Blick häufig kein Widerspruch in den gekoppelten kognitiven Strukturen zu sein. Dazu ein Beispiel: Eine gekoppelte kognitive Struktur lautet "Viel Essen und Trinken macht mich stark". In diesem Beispiel ist eine positive Reizbewertung des Essens und Trinkens mit dem Motiv, stark zu sein, gekoppelt. Immer, wenn das Individuum an Essen und Trinken denkt, assoziiert es dieses mit dem Wunsch, stark zu sein und nimmt die Belohnung bzw. positive Konsequenz des Verhaltens vorweg. Die gekoppelten kognitiven Strukturen und daraus folgenden Verhaltensweisen geraten in Konflikt mit

einer anderen kognitiven Struktur, die die Konsequenzen des
übermäßigen Essens und Trinkens negativ bewertet. Nun müssen
die gekoppelten kognitiven Strukturen, die die assoziative
Verbindung von "Viel Essen und Starksein" ermöglichen, entkoppelt werden. Wenn dies gelingt, dann wird das übermäßige
Essen nicht in Konflikt geraten mit den kognitiven Strukturen, die das übermäßige Essen als negativ bewerten. Das therapeutische Ziel ist nun, die Entkoppelung dieser kognitiven
Strukturen zu erzielen. Dafür muß zunächst eine kognitive Dissonanz erzeugt werden (z.B. daß wenig Essen mit Stärke und
übermäßiges Essen mit Schwäche assoziiert wird).

Es gibt Reizbewertungen und Motive, die sich auf verschiedene Verhaltensweisen beziehen, aber gegenseitig nicht im Widerspruch stehen und beide dem erwünschten Verhalten zugeordnet werden. Wenn beide Verhaltensweisen von hemmenden kognitiven Strukturen entkoppelt wurden, besteht eine größere
Chance, daß sie stabilisiert werden, wenn sie zusammen gekoppelt werden. Wenn beispielsweise ein Motiv besteht, schlanker zu werden und ein Motiv, die Sexualität zu verbessern,
dann kann die assoziative Koppelung von beiden Motiven, bessere Sexualität und Schlankheit - mit mehr positiven Konsequenzen zusammenhängen und in der kognitiven Struktur stabilisiert werden. Dieses Phänomen nenne ich "Kreuz-Verstärkung", d.h. der Wunsch nach Sexualität kann durch Erfolg
im Eßverhalten, der Erfolg im Eßverhalten durch Sexualität
vergrößert werden.

Zur Verdeutlichung der Entkoppelung und Neukoppelung von kognitiven Strukturen sollen hier noch einige Beispiele angeführt werden: Ein Individuum nimmt Drogen und verbindet sie
mit dem Zustand einer besonderen Geborgenheit. Die Reizbewertung der Droge wird mit einem ausgeprägten Motiv und Bedürfnis nach Geborgenheit gekoppelt. Die positiven Konsequenzen
einer solchen Koppelung werden vorweggenommen, also vor der
Drogeneinnahme in der Vorstellung erlebt. Auch während der
Wirkung der Droge wirkt diese Reizbewertung. In der Nach-
wirkung fühlt sich das Individuum unwohl und zeigt eine kognitive Struktur auf, die das Suchtverhalten negativ bewer-

tet. Verantwortlich für das Verhalten sind zwei gekoppelte
kognitive Strukturen. Die eine kognitive Struktur bewertet
ein Gefühl nach Geborgenheit sehr hoch, während die zweite
kognitive Struktur die Einnahme der Drogen positiv bewertet
und in Beziehung zum Bedürfnis nach Geborgenheit bringt. Die
Vorstellung von Geborgenheit ist mit der Vorstellung von Drogeneinnahme gekoppelt. Dies gerät in Widerspruch zu einer anderen kognitiven Struktur, die Drogeneinnahme im nachhinein
als negativ bewertet. Bei der Entkoppelung der kognitiven
Strukturen soll z.B. erreicht werden, daß das Bedürfnis nach
Geborgenheit mit einer anderen Vorstellung neu gekoppelt wird
(z.B. mit der Liebe zu einem Elternteil),während die Reizbewertung der Droge mit negativen Konsequenzen in Beziehung gebracht wird. Dabei kann die Vorstellung von einer unerwünscht
gekoppelten kognitiven Struktur auch mit negativen Konsequenzen in Beziehung gebracht werden,während die Vorstellung von
der erwünscht gekoppelten Struktur mit positiven Konsequenzen verbunden wird. So kann der Drogensüchtige z.B. in der
kognitiven Selbstkontrolle sich die Verbindung von Geborgenheit und Drogenkonsum vorstellen und danach intensiv an negative Konsequenzen denken (z.B. Angst vor dem Krankenhaus-
aufenthalt).

In der experimentellen Therapie für die Abgewöhnung von übermäßigem Essen und Trinken zum Ziel der Gewichtsreduktion wurden drei methodische Vorgehensweisen bei allen Therapieempfängern angewandt:
Beeinflussung des unerwünschten Verhaltens mit Hilfe
a) des Einsichtstrainings,
b) der suggestiven Entspannung (kooperatives Suggestionstraining),
c) der kognitiven Selbstkontrolle.

Im Einsichtstraining äußert der Therapieempfänger seine kognitive Struktur. Der Therapeut belohnt die erwünschte kognitive Struktur z.B. mit verbaler Belohnung ("Sehr gut"), faßt
die positiven Konsequenzen der geäußerten Meinung zusammen
und präsentiert sie dem Therapieempfänger. Die unerwünschte
kognitive Struktur wird vom Therapeuten verbal bestraft, z.B.

"Das ist nicht gut" oder die unangenehmen Konsequenzen werden dem Individuum präsentiert. Im Einsichtstraining wird das Bewußtsein von positiven und negativen Konsequenzen in Richtung auf die dissonante kognitive Struktur verstärkt. Der Inhalt der kognitiven Strukturen wird dem Individuum mehr bewußt.

Im Zustand der suggestiven Entspannung wird dem Therapieempfänger abwechselnd die unerwünschte und die erwünschte kognitive Struktur suggeriert. Dabei wird die erwünschte kognitive Struktur und Verhaltensweise mit positiven Konsequenzen und die unerwünschte mit negativen Konsequenzen in Beziehung gebracht.

In der kognitiven Selbstkontrolle lernt der Therapieempfänger, sich selbst zu beeinflussen, indem er übermäßiges Essen und Trinken mit negativen Vorstellungen in Verbindung bringt, während er das dissonante Verhalten und die dissonante Bewertung mit positiven Vorstellungen in Beziehung bringt.

Die Therapie dauert drei Monate, wöchentlich zweimal eine Stunde. Dem Therapieempfänger wird gleich bewußt gemacht, daß sich die drei Methoden gegenseitig ergänzen, daß aber die kognitive Selbstkontrolle, in der sein eigener Beitrag gewichtig wird, die bedeutendste Rolle spielt. In den ersten zwei Stunden wird Einsichtstraining geübt. Sobald die erwünschte und unerwünschte kognitive Struktur und die Verstärker in ihrer subjektiven Ausprägung definiert sind, wird parallel das Programm der kognitiven Selbstkontrolle und der suggestiven Beeinflussung durchgeführt. Jede Therapiestunde beginnt mit einem Bericht des Therapieempfängers über die Erfolge der kognitiven Selbstkontrolle und über seinen Vorschlag, neue Verstärker bzw. Faktoren für die Bestrafung in den weiteren Therapieverlauf einzugliedern. Beispielsweise berichtet ein Therapieempfänger, daß für ihn die Vorstellung, keine Blähungen zu haben, ein äußerst starkes Motiv ist, nicht zu essen. In der suggestiven Entspannung werden nicht nur die Verstärker, die auch in der kognitiven Selbstkontrolle angewandt werden, verwendet, sondern es werden auch irrationale Bewertungen inaktiviert (ein Therapieempfänger nimmt beispielsweise an, daß er nach dem Geschlechtsakt immer viel Alkohol trinken muß, um den Mund von Bakterien zu desinfizieren: dafür wird in der suggestiven Entspannung die Unwirksamkeit solcher Desinfektionsmittel vermittelt und ein Mundwasser als viel wirksamer beschrieben).

3. Methodik - Auswahl der Probanden

In der kognitiven Verhaltenstherapie wird das Ziel verfolgt, so weit wie möglich standardisiert vorzugehen und trotzdem die individuelle Struktur so weit wie möglich zu berücksichtigen. Zuerst werden die Wünsche und Motive des Therapieempfängers registriert (z.B. warum und wieviel er abnehmen will, welche negativen Konsequenzen des Dickseins er empfindet, in welchen Situation er überwiegend ißt, welche Vorstellungen er vom Schlanksein hat usw.). Im ersten Gespräch wird der Versuch unternommen, die gekoppelten kognitiven Strukturen zu entdecken, die dafür verantwortlich sind, daß der Proband übermäßig ißt und trinkt. Danach werden zwei dissonante kognitive Strukturen vom Therapeuten formuliert, die schon die Entkoppelung widersprüchlicher kognitiver Strukturen implizieren. Dabei wird das erwünschte und das unerwünschte Verhalten formuliert und mit dem Therapieempfänger so lange diskutiert und modifiziert, bis Einigung zwischen dem Therapeuten und dem Therapieempfänger besteht. Noch wünschenswerter ist es, wenn der Therapieempfänger selbst die dissonanten kognitiven Strukturen formuliert. Dazu ein Beispiel:
1. Kognitive Struktur:
"Übermäßiges Essen und Trinken macht mich dick, unattraktiv, träge. Ich esse nur so viel, wie ich benötige, da es mir viel mehr Spaß macht, schlank zu sein als kurzfristig Nahrung und Getränke zu genießen, die mir danach physisches und psychisches Unwohlgefühl bereiten".
2. Kognitive Struktur:
Bei jedem psychischen Streß und in jeder Situation esse

und trinke ich am laufenden Band. Das kurzfristige Wohlempfinden ist mir wichtiger als die persönliche Ausstrahlung und Attraktivität. Dafür nehme ich auch meine später auftretenden Blähungen in Kauf".

Im weiteren Vorgehen werden selbstgewählte Verstärker und Elemente, die für die aversiven Techniken benutzt werden können, definiert. Beispielsweise ist für ein bestimmtes Individuum die Vorstellung von Dicksein ausgesprochen unangenehm, während das andere Individuum große Angst vor Herzinfarkt hat. Dementgegen kann die Vorstellung von sexuellem Erfolg, einer Entspannung im Urlaub usw. als Verstärker wirken.

Danach folgt der Plan für die therapeutische Durchführung:
a) im Tagesplan wird die Zeit festgelegt, in der sich der Therapieempfänger die negativen Konsequenzen des unerwünschten Verhaltens vorstellt,
b) Plan der wöchentlichen Sitzungen und des kombinierten Einsatzes von Vorgehensweisen,
c) Zeitplan der Therapie mit dem definierten Ziel (z.B. wieviel Kilo abzunehmen sind).

In der suggestiven Entspannung wie auch in der kognitiven Selbstkontrolle wird standardisiert vorgegangen. Hier soll das Vorgehen in der suggestiven Entspannung beschrieben werden:
- Herbeiführung des Zustandes der Entspannung ("Sie fühlen sich angenehm, Sie sind vollkommen entspannt" usw.).
- Andeuten von Möglichkeiten der Selbststeuerung, für den der Zustand der Entspannung benutzt werden kann ("Sie können diesen Zustand der Ruhe und Entspannung immer selbst herbeiführen nach dem Satz: "Ich bin vollkommen ruhig und entspannt").
- Vermittlung einer neutralen Haltung gegenüber übermäßigem Essen und Trinken ("Übermäßiges Essen und Trinken wird Ihnen zunehmend gleichgültiger").
- Die suggestive Entspannung wird vertieft. Dabei wird die Sensibilität und Aufnahmebereitschaft verstärkt ("Sie fühlen sich ruhig und angenehm entspannt und nehmen jeden ver-

mittelten Satz zur Kenntnis"). In diesem Zustand wird das
unerwünschte Verhalten als negativ störend dargestellt, so
daß es emotional stark erlebt wird ("Sie stellen sich vor,
viel zu essen und zu trinken, das Fett überschwemmt Ihren
Körper, Sie verlieren zunehmend das Wohlempfinden"). Danach
wird das erwünschte Verhalten mit positiven Konsequenzen in
Beziehung gebracht. Im Anschluß wird wieder angenehme Entspannung suggeriert, die in Gegensatz zum unerwünschten Verhalten und mit dem erwünschten Verhalten in Beziehung gebracht wird ("Sie werden immer ruhiger und entspannter").
- Danach wird der Therapieempfänger erneut gebeten, sich das
unerwünschte Verhalten vorzustellen und durchzuführen, z.b.
ein fettiges Stück Fleisch zu essen und ein Glas Wein zu
trinken. Kurz vor dem Essen werden negative Konsequenzen
des unerwünschten Verhaltens suggeriert, z.b. "Wenn Sie viel
essen, werden Sie träge und fühlen sich unwohl". Danach
wird wieder Entspannung suggeriert. Bedingung für das Erreichen von Selbstentspannung ist die Übernahme des erwünschten und die Aufgabe des unerwünschten Verhaltens.
- Schließlich wird dem Therapieempfänger in Hinblick auf das
unerwünschte und das erwünschte Verhalten eine Wenn-Dann-
Beziehung vermittelt: "Immer, wenn Sie übermäßig essen und
trinken, dann fühlen Sie sich unwohl, nervös und unsicher.
Immer, wenn Sie mäßig essen, fühlen Sie sich sehr wohl und
attraktiv".

In der kognitiven Selbstkontrolle stellt sich das Individuum
intensives Essen und Trinken vor und bringt diese in der Vorstellung mit selbstgewählten negativen Konsequenzen in Verbindung. Danach stellt sich das Individuum das selbstdefinierte, erwünschte Ziel vor (z.b. schlanke, drahtige Figur) und
bringt es in Verbindung mit selbstdefinierten, angenehmen Konsequenzen. Der Erfolg des Verhaltens (z.b. Gewichtsabnahme)
wird wieder mit selbstgewählten Verstärkern belohnt, während
der Mißerfolg (z.b. vorübergehende Gewichtszunahme) gedanklich
bestraft wird. Jede Woche referiert der Therapieempfänger dem
Therapeuten. Dabei wird besprochen, ob neue Verstärker und
neue gedankliche Bestrafung eingesetzt werden sollen.

Anfang 1977 wurden 136 übergewichtige Personen, darunter 56
Frauen und 80 Männer, mit durchschnittlich zwei Stunden in
der Woche therapiert. Der therapierten Gruppe wurde eine in
Gewicht, Alter, Geschlecht und Schicht vergleichbare Kontrollgruppe gegenübergestellt. Die Mitglieder der therapierten Gruppe waren im Durchschnitt 43,5 Jahre alt, die Mitglieder der
nicht-therapierten Gruppe 43 Jahre alt. Alle Personen waren
länger als 10 Jahre zwischen +25 und +30% übergewichtig, ohne
zeitweilige Gewichtsreduktion unter 25%. Allen Personen wurde
vom Arzt eine Gewichtsabnahme empfohlen. Die Personen waren
alle dazu bereit, schafften es aber nicht aus eigener Kraft.

Die Auswahl wurde aus 4.270 Personen (aus der Kartei des Einwohnermeldeamtes) getroffen. 62 Personen konnten sich aus Zeit-
gründen nicht für die Therapie bereitstellen, obwohl sie es
gerne wollten, 61 Personen verweigerten die Therapie. Diese
Personen sind nicht in die Kontrollgruppe aufgenommen worden.
Die Kontrollgruppe bestand auch aus Personen, die sich zur
Therapie bereiterklärt hatten. Alle Personen wurden mit derselben Waage gewogen. In der therapierten Gruppe haben alle
Personen überdurchschnittlich viel gegessen, davon 86 auch
regelmäßig Alkohol zu sich genommen. In der Kontrollgruppe
haben ebenfalls alle Personen übermäßig viel gegessen, 62
Personen haben zusätzlich Alkohol konsumiert.

4. Ergebnisse

Die Ergebnisse in der Tabelle zeigen, daß die therapierte
Gruppe wesentlich mehr Gewichtsreduktion erzielt hat als die
Kontrollgruppe. Dabei verbesserte sich das Ergebnis im Laufe
der Zeit. Drei Monate nach der Therapie ist das Ergebnis am
schlechtesten, während es sich kontinuierlich 6 Monate, ein
Jahr und 1 1/2 Jahre nach der Therapie verbessert. Eineinhalb Jahre nach der Therapie haben 35,3% der Personen das
Idealgewicht erzielt.Dieses Ergebnis ist enorm gut, wenn man
bedenkt, daß in dieser Altersgruppe 7% Idealgewicht haben.

Tabelle: Therapeutische Beeinflussung von Übergewichtigen

TG = Therapierte Gr.
KG = Kontrollgruppe

	Nach 3 Monaten		Nach 6 Monaten		Nach 1 Jahr		Nach 1,5 Jahren	
	TG	KG	TG	KG	TG	KG	TG	KG
Reduziert auf Idealgewicht (Größe-100-10%)	5	0	32	1	39	1	48	1
Reduziert auf Normalgewicht (Größe-100)	12	0	35	1	38	1	41	1
Reduziert bis auf 10% Übergewicht	32	0	27	1	28	2	21	4
Leicht reduziertes Gewicht	54	6	17	5	11	9	16	10
Unverändert	32	127	24	122	20	115	9	99
Gewichtszunahme	1	3	1	6	2	9	1	21

N = 136

Für jeden der vier Nachuntersuchungs-Zeitpunkte wurde ein Chi2-Test auf Unabhängigkeit (Gleichheit der relativen Häufigkeiten in Therapie- und Kontrollgruppe) durchgeführt. Alle Tests sind auf dem 0,1%-Niveau signifikant. Inspektion der Häufigkeiten zeigt, daß die Abweichungen von der Nullhypothese in Richtung Therapieerfolg liegen.

30% der therapierten Gruppe wurde auf Normalgewicht reduziert. Auch dieses Ergebnis ist bemerkenswert, denn ungefähr 30% Personen in diesem Alter haben Normalgewicht. Eine Gewichtsreduktion ist bei 80,8% erzielt worden. Wenn das leicht reduzierte Gewicht dazugerechnet wird, liegt ein Erfolg sogar bei 92,6% vor. In der Kontrollgruppe ist bei 88,2% keine Gewichtsreduktion geschehen, während in 15,4% sogar eine Gewichtszunahme registriert wird. Dies ist in der therapierten Gruppe nur bei 0,7% der Fall gewesen. Der Mißerfolg in der therapierten Gruppe liegt bei 7,3% (unverändert oder Gewichtszunahme).

Die Ergebnisse zeigen, daß die angewandte Methode imstande ist, eine dauerhafte Gewichtsreduktion zu erzielen. Dabei werden von den Probanden selbst die kognitive Selbstkontrolle und das Erfolgserlebnis am höchsten bewertet. Jedoch sind die stützenden Maßnahmen durch suggestive Beeinflussung und Einsichtstraining auch als bedeutend eingeschätzt worden.

Abschließend sollen die Ergebnisse dargestellt werden, die mit dem Fragebogen zur Überprüfung des therapeutischen Erfolges ermittelt wurden. Dieser Fragebogen ist vor dem Therapiebeginn und 1 1/2 Jahre nach dem Abschluß der Therapie der therapierten Gruppe, der Kontrollgruppe und ihren jeweiligen Angehörigen vorgelegt worden. Die Ergebnisse zeigen, daß sich in fast allen erfaßten Bereichen positive Veränderungen ergeben haben. Die chronische reaktive Hoffnungslosigkeit und die chronische reaktive Aufregung, dort, wo sie vorhanden waren, sind erheblich gemildert worden. Zielorientiertes Verhalten, die Selbstakzeptierung, das Selbstvertrauen, die Fähigkeit zur Selbstbeeinflussung haben sich zum Positiven hin verändert. Die physische und psychische Symptomatik in den letzten drei Monaten verringerte sich sowie die Selbstvorwürfe und fehlende Zukunftsorientierung. Die Genußfähigkeit in Berührung mit Dingen und Menschen steigerte sich. Verhinderte Gefühls- und Bedürfnisäußerung wurden ebenfalls aufgehoben. Das Erfolgserlebnis im Umgang mit Mitmenschen, Vertrauen in nahestehende Personen stieg ebenso wie die Äußerung emotional-erotischer Bedürfnisse und das Gefühl der sozialen Anerkennung. Die therapierte Gruppe empfand auch im Leben mehr einen Sinn, das Gefühl der sozialen Isolation verringerte sich. Die objektiven finanziellen und sozialen Probleme waren unverändert.

Das Ergebnis zeigt, daß die Anwendung der kognitiven Verhaltenstherapie bei Übergewichtigen durch das Erfolgserlebnis und die Fähigkeit der Selbstbeeinflussung und Selbstkontrolle sich auch in anderen Verhaltensbereichen auswirkt. Von einer Symptomverschiebung, wie es die psychoanalytische Theorie annimmt, kann hier nicht die Rede sein. Das Erlebnis der Gewichtsreduktion wird hier noch mit dem objektiven körperlichen Zustand kombiniert, beide wirken als Verstärker. Im Anschluß soll die Auszählung der Antworthäufigkeiten (Ja-Antworten) der therapierten und der Kontrollgruppe dargestellt werden.

Auszählung der Antworthäufigkeiten (Ja-Antworten)/Fragebogen siehe Seite 92-95.

Die erste Zahl ist die Antwort der Probanden, die zweite Zahl die Antwort der Angehörigen

	Therapierte Gruppe		Kontrollgruppe	
Frage Nr.	Vor der Therapie	1 1/2 Jahre nach der Therapie	Vor der Therapie	1 1/2 Jahre nach der Therapie
1	15/14	1/1	17/12	18/19
2	13/16	1/1	15/20	16/19
3	84/95	125/130	97/99	89/98
4	87/82	135/131	100/1o1	95/82
5	32/34	131/132	50/46	42/31
6	55/61	102/121	47/52	48/51

	Therapierte Gruppe		Kontrollgruppe	
Frage Nr.	Vor der Therapie	1 1/2 Jahre nach der Therapie	Vor der Therapie	1 1/2 Jahre nach der Therapie
7	28/30	94/105	56/62	42/41
8	46/42	85/82	54/55	53/52
9	58/50	2/5	61/59	74/78
10	64/65	2/3	71/70	70/66
11	57/69	4/5	50/82	62/83
12	43/44	1/1	18/19	40/42
13	62/64	128/130	74/79	80/89
14	75/42	94/98	124/101	111/69
15	100/110	25/10	102/108	120/131
16	65/71	14/8	30/25	34/28
17	80/94	125/136	95/95	93/87
18	42/53	102/107	72/82	70/71
19	28/29	67/66	62/30	41/30
20	83/94	120/122	84/87	82/76
21	20/16	129/136	21/18	16/12
22	74/75	95/98	71/76	62/65
23	41/42	53/57	44/46	48/49
24	35/26	125/128	47/48	41/43
25	25/28	84/85	31/37	28/36
26	15/18	92/98	16/19	13/12
27	48/59	77/89	54/59	51/52
28	60/68	21/16	72/73	82/84
29	12/17	8/6	11/14	17/19
30	26/28	27/30	25/26	28/23
31	20/18	21/19	20/16	18/17
32a		1/1		8/7
b		0/0		10/12
c		14/13		0/0
d		0/0		0/0
e		0/0		0/0
33a		1/1		6/9
b		0/0		5/5
c		12/15		0/0
d		0/0		3/2
e		0/0		2/3

5. Literaturdarstellung

Die Verhaltenstherapie ist die einzige Therapieform, die für die Reduktion des Übergewichtes brauchbare Ergebnisse und Modelle geliefert hat. Einige Autoren haben die Aversionstechnik angewandt (Wolpe, 1954; Meyer und Crip, 1964; Kennedy und Foreyt, 1968), andere Autoren haben das Übergewicht mit verdeckter Sensibilisierung behandelt (Cautela, 1966, 1967; Janda und Rimm, 1972; Manno und Marston, 1972; Ramsay und Jongmans, 1975). Andere Autoren haben versucht, die Gewichtsreduktion durch operantes Konditionieren zu erreichen (Ayllon, 1963; Bernard, 1968; Upper und Newton, 1971;Moore und Crum, 1969; Dinoff, Richard und Colwick, 1972; Harmatz und Lapuc, 1968). Weiter wurden der verhaltenstherapeutische Ansatz der Selbstkontrolle zur Modifikation des Übergewichtes angewandt, meistens im Rahmen von komplexen Verhaltensprogrammen (Ferster, Nurnberger und Levitt, 1962; Stuart, 1967; Ferstl, Jong und Brengelmann, 1978). Die Aversionstechnik bei Übergewicht wurde meistens in Einzelfällen durchgeführt. Wolpe therapierte beispielsweise eine Frau, Meyer und Crisp berichten von zwei Fällen, während Kennedy und Foreyt eine 29jährige Frau behandelten. Von daher ist es nicht möglich, Statistiken aufzustellen, obwohl in den Einzelfalldarstellungen gute Ergebnisse erzielt wurden. Die Patientin von Kennedy und Foreyt wog 145 kg. Alle vorherigen therapeutischen Versuche waren erfolglos geblieben. Die Patientin mußte in jeder Sitzung eine Sauerstoffmaske aufsetzen, in der sie unmittelbar nach dem Geruch ihrer Lieblingsspeise den Gestank von Buttersäure riechen mußte. Dieser Vorgang wurde 20mal in jeder Sitzung wiederholt. In 22 Wochen (41 Sitzungen) verlor die Patientin 13,5 kg. Leider wird nicht berichtet, wie sich die Patientin eineinhalb Jahre nach der Therapie verhielt. Es ist anzunehmen, daß einige Zeit nach der Verwendung des aversiven Reizes die alte Eßgewohnheit wieder eintrat.

Die Anwendung der verdeckten Sensibilisierung wurde zunächst von Cautela unternommen. Eine 49jährige Lehrerin, die 90 kg wog, mußte sich vorstellen, daß ihr beim Abendessen plötzlich

schlecht wird, daß ihr Magen revoltiert und sie sich über
das Essen übergibt. Die Patientin hatte in der ersten Woche
2,7 kg abgenommen, hat aber danach nach den Hauptmahlzeiten
wieder genascht und nicht weiter abgenommen. Aus ihren Berichten ging hervor, daß sie hauptsächlich dann aß, wenn sie
allein war. Nun sollte sie sich Szenen vorstellen, in denen
sie allein war. Teilweise sollte sie dann in der Vorstellung
ihrem Verlangen nach übermäßigem Essen nachgeben und sich
wieder übergeben. Danach sollte sie dem Verlangen nach Nahrung nicht nachgeben und sich entspannt fühlen. Nach weiteren
zwei Wochen hatte sie dann 4,5 kg abgenommen. Sie kam drei
Monate lang regelmäßig in die Therapie und ihr Gewicht reduzierte sich auf 61 kg. Auch nach sieben Monaten in der Nachuntersuchung blieb das Gewicht konstant. In dieser Arbeit
ging Cautela auf spezifische und individuelle Bedingungen,
also auf die situationsbedingten Faktoren ein. Damit konnte
er mehr Erfolge erzielen als mit der bloßen Anwendung der
verdeckten Sensibilisierung. Wahrscheinlich aus diesem Grund
konnten Meynen (1970) sowie Lick und Bootzin (1971) mit der
verdeckten Sensibilisierung so gut wie keinen Erfolg erzielen. Janda und Rimm (1972) gingen ähnlich wie Cautela auf
situationsspezifisches Verhalten und subjektiv relevante Elemente der Bestrafung ein. Sie konnten nachweisen, daß die verdeckte Sensibilisierung anderen verhaltenstherapeutischen Methoden überlegen ist (besonders den Methoden der Muskelent-
spannung). Manno und Marston haben eine Gruppe mit verdeckter
Sensibilisierung und eine Gruppe mit verdeckter Belohnung, in
der lediglich positive Konsequenzen für die Unterbrechung oder
Vermeidung des Essens in die Vorstellung aufgenommen wurden,
behandelt. Es gab keine aversiven Konsequenzen. Die Nachkon-
trolle wurde drei Monate nach der Therapie durchgeführt. Es
zeigte sich, daß die Gruppe mit verdeckter Belohnung den besten Erfolg hatte. Diese Gruppe hat um 4,5 kg im Durchschnitt
ihr Gewicht reduziert. Aber auch die Gruppe mit verdeckter Sensibilisierung konnte ihr Gewicht reduzieren. Viele andere
Studien, z.B. von Ramsay und Jongmans (1975) konnten zeigen,
daß mit der verdeckten Sensibilisierung eine Gewichtsreduktion erzielt wird.

Die Arbeiten, in denen operantes Konditionieren, also das
Prinzip der alleinigen externen Belohnung oder Bestrafung,
verwendet wurde, konnten ebenso wie die aversiven Techniken
in einzelnen Fällen Erfolge erzielen. Bezeichnenderweise
waren die Patienten alle schizophren. Brengelmann (1978)
schreibt, daß diese Methode wenig für die ambulante Therapie
geeignet ist. Brengelmann et. al. (1978) konnten ebenso wie
Stuart (1967, 71) mit komplexen Verfahrensweisen, in denen
die Selbstkontrolle mit komplexen Verhaltensprogrammen in Beziehung gebracht und häufig mit Methoden des operanten Konditionierens verbunden wird, beachtliche Erfolge erzielen. Die
Patienten konnten eine bedeutende Gewichtsreduktion erzielen,
sind aber selten auf Ideal- bzw. Normalgewicht gekommen. Es
fehlen auch Nachuntersuchungen in größeren Zeiträumen, z.B.
eineinhalb Jahre nach der Therapie, um festzustellen, ob das
erwünschte Verhalten stabilisiert wurde.

Die Anregung aus meinen kognitiv therapeutischen Experimenten
und Ergebnissen ist die folgende:
Die Methoden der verdeckten Belohnung und Sensibilisierung,
eingebaut in die kognitive Selbstkontrolle, das kooperative
Suggestionstraining und zum Teil in das Einsichtstraining,
können zu langfristigen und bestmöglichen Erfolgen führen
unter der Voraussetzung, daß die Elemente der Belohnung und
Bestrafung im Verfahren des verdeckten Konditionierens nicht
nur situationsspezifisch sind, sondern daß dabei auch laufend
die individuelle Motivation, Reizbewertung, Empfindung der
Konsequenz usw. berücksichtigt werden. Für die Motivationsanalyse und die anschließende therapeutische Beeinflussung
ist es sehr wichtig, die sogenannten konstituierenden kognitiven Faktoren zu kennen und zu kontrollieren. Diese Faktoren bestimmen maßgeblich das Motiv für das erwünschte und
unerwünschte Verhalten.

Obwohl ich davon ausgehe, daß die Motivation zum erwünschten
Verhalten und ihre kognitive Stabilisierung für die erfolgreiche Kontrolle des Eßverhaltens und damit des Übergewichtes
verantwortlich sind, glaube ich, daß meine Methode sehr sinn-

voll mit Verfahrensweisen, wie sie von Brengelmann et. al. für die Verhaltenstherapie des Übergewichtes entwickelt worden sind, kombiniert werden kann. In diesen Arbeiten sind vor allem sehr wichtige Informationen, externe Belohnungen und Elemente der Selbstkontrolle beinhaltet.

# VI. Therapeutische Beeinflussung bei Zigarettenabhängigkeit

1. Übersicht

Es wurden 140 Raucher therapiert. Die therapierte Gruppe wurde einer vergleichbaren Kontrollgruppe gegenübergestellt. Die Probanden wurden aus 4.270 Personen (Kartei des Einwohnermeldeamtes) nach dem Zufallsprinzip ausgesucht. Die Nachuntersuchung wurde fünfmal innerhalb von eineinhalb Jahren vorgenommen. Dabei zeigte sich, daß 85% der Probanden der therapierten Gruppe das Rauchen völlig aufgegeben hatten; 5,7% der Kontrollgruppe gaben das Rauchen spontan auf.

2. Verlauf der therapeutischen Kommunikation

Grundlage der psychotherapeutischen Maßnahme für die Beeinflussung der Zigarettenabhängigkeit ist die von mir entwickelte Programmtherapie, der die Annahme zugrunde liegt, daß Individuen, Gruppen und Gesellschaften spezifische Verhaltens- und Interpretationsmuster aufzeigen, die auf spezifischen Verhaltens- und Interpretationsprogrammen basieren.

Programme sind internalisierte Bewertungs-, Beziehungs- und Handlungsregeln, die in der aktuellen Situation die Funktion haben, das Verhalten koordiniert und zielgerichtet ablaufen zu lassen. Sie werden in der Sozialisation vermittelt.

Prinzipiell ist für mich von Bedeutung, daß jedem Verhaltens-
und Interpretationsmuster ein beschreibbares Programm zugrundeliegt, das in bestimmten sozialen Situationen beeinflußbar,
modifizierbar und löschbar ist. Ebenso können neue Programme
vermittelt werden.

Ich habe in langjähriger und vielschichtiger experimentell-
therapeutischer Arbeit die Erfahrung gemacht, daß Programme
im Zustand der hypnotischen Entspannung unter der Bedingung
optimal beeinflußbar sind, daß der Therapieempfänger an die
vermittelten Wirkungszusammenhänge ohne Gegeninterpretation
glaubt. Ich trenne zwischen Analyse und Therapie. Die Analyse (Gespräche, Beobachtung sozialer Interaktionen, Äußerung
von Emotionen, Einsichten, usw.) dient dazu, die individuellen und gruppenspezifischen Verhaltens- und Interpretationsprogramme zu erkennen und festzuhalten. Erst in der Therapie
(Hypnose, kooperatives Suggestionstraining) wird das unerwünschte Programm inaktiviert und das erwünschte Programm neu
vermittelt. Sowohl Analyse als auch Therapie setzen eine Kooperation zwischen dem Therapeuten und dem Therapieempfänger
voraus.

Es wird davon ausgegangen, daß eine effektive Therapie nicht
möglich ist, solange die internalisierten Verhaltens- und Interpretationsregeln - also die Programme -, nach denen sich
ein Individuum verhält, nicht bekannt sind. Wenn Verhaltensprogramme nicht erforscht sind, bleibt die Therapie symptomatisch, mechanistisch und ideologisch. Der Effekt einer
solchen Therapie ist der, daß zwar neue Programme zufällig
und unkontrolliert vermittelt werden, jedoch die Konfliktursachen unerkannt bleiben.

Ich konnte die Beobachtung machen, daß gesundheitsschädliches
Verhalten, wie beispielsweise die Zigarettenabhängigkeit durch
bestimmte Programme gesteuert wird. Die internalisierten Ver-
haltens- und Interpretationsregeln bewerten das Raucherver-
halten und das Bedürfnis zu rauchen positiv. Von daher muß es
das Ziel der Rauchertherapie sein, die Programme, die das

Rauchen positiv bewerten, zu inaktivieren und neue Programme zu vermitteln, die das Rauchen negativ beurteilen.

Eine weitere Bedingung für die Stabilisierung des neu vermittelten Programms ist die, daß der Therapieempfänger in die Lage versetzt wird, das erwünschte Verhalten kognitiv und emotional vorwegzunehmen und es intensiv zu erleben. Die Therapie der Programmvermittlung analysiert in Gesprächen und Beobachtungen Konflikte, Bedürfnisstrukturen, Emotionsäußerungen, soziale Interaktionsregeln und schließt daraus auf vorhandene Programme und Programmkonflikte. Danach werden im gemeinsamen Gespräch mit der Person die therapeutischen Ziele festgesetzt und das Alternativprogramm definiert. Die Bedingung der Vermittlung ist der hypnotische Zustand der Entspannung. In der Hypnose wird die Person zunächst in den Zustand versetzt, daß sie den Therapeuten als sogenannte stärkere Realität wahrnimmt und akzeptiert. Diese stärkere Realität ist definiert als Person, an deren Vermittlung ohne Aufkommen von Gegeninterpretationen geglaubt wird. Diesen Zustand nutzt der Therapeut aus, um unerwünschte Verhaltensprogramme zu inaktivieren und neue erwünschte zu stabilisieren und zu vermitteln, indem er diesen eine positive Konsequenz zuschreibt, die vom Therapieempfänger wahrgenommen wird. Im neuen Programm kann selbst die Reaktion der Verstärkung eingeplant werden (z.B. "Wenn Du nicht rauchst, fühlst Du Dich wohl").

An dieser Stelle soll der Verlauf der therapeutischen Kommunikation zwischen Therapieempfänger und Therapeuten und die Methode der Programmvermittlung näher beschrieben werden. Methodisch wird der Versuch unternommen, die Programmtherapie zu standardisieren. Die Vorgehensweise und die Überprüfung des Therapieeffektes sollen transparent gemacht werden, so daß verschiedene Therapeuten zum gleichen Ergebnis kommen können. Die wichtigsten Schritte werden im folgenden angeführt:
- Der potentielle Therapieempfänger wendet sich an den Therapeuten oder umgekehrt und berichtet über sein Problem, Symptom oder unerwünschtes Verhalten (z.B. er raucht, ob-

wohl es vom Arzt strengstens verboten ist, möchte das Rauchen aufgeben, schafft es aber nicht aus eigener Kraft).
- Es schließen sich ein klärendes Gespräch und eine Kommunikation an aufgrund derer entschieden wird, ob eine Therapie
- indiziert oder kontraindiziert ist.
- Wenn die Entscheidung getroffen ist, die Therapie zu beginnen, dann wird der Therapieempfänger in die Analyse genommen. Wenn nötig, werden seine Bezugspersonen hinzugezogen.
- Nach dem analytischen Gespräch und der analytischen Beobachtung werden das Verhaltens- und Interpretationsmuster sowie das steuernde Programm definiert. Das Programm ist dann definiert, wenn es nicht mehr in Widerspruch mit den Daten der Analyse gerät.
- Die Analyse des Therapeuten wird dem Therapieempfänger mitgeteilt. Es wird der Versuch unternommen, gemeinsam mit dem Therapeuten das unerwünschte Verhalten und das Programm, das beiden Verhaltensweisen zugrundeliegt, zu definieren und einen Konsensus zwischen dem Therapieempfänger und dem Therapeuten zu erzielen. Wenn der Konsensus nicht erreicht wird, muß die therapeutische Kommunikation unterbrochen werden.
- Wenn der Konsensus erreicht wird, wird folgendes unternommen:
  a) Genaue Definition des unerwünschten Verhaltens (Verhaltens- und Interpretationsmuster, Programme, erzielter Konsensus zwischen Therapieempfänger und Therapeut).
  b) Genaue Beschreibung des erwünschten Verhaltens.
  c) Angabe von Gründen, die für das Aufrechterhalten des unerwünschten Verhaltens sprechen und Angabe von Gründen, die die Herbeiführung des erwünschten Verhaltens stützen.
- Herbeiführung des Zustandes der hypnotischen Entspannung, in dem die neue Programmvermittlung geschieht.
- Bericht über den Therapieverlauf und erste Kontrolle des Therapieerfolges. Das Verhalten des Therapieempfängers und seine Äußerungen nach der Therapie sowie das Eintreten des erwünschten und die Inaktivierung des unerwünschten Verhaltens werden protokolliert. Wenn nach drei Sitzungen (individuelle oder in der Gruppe) von jeweils einer Stunde

das erwünschte Verhalten nicht eintritt und das unerwünschte stabil bleibt und wenn sich kein kumulativer Effekt einstellte, kann davon ausgegangen werden, daß entweder die Analyse falsch war oder die Methode der Programmvermittlung fehlerhaft ist (z.B. wenn der Therapieempfänger in der Programmvermittlung Gegeninterpretationen entwickelt hat).
In solchen Situationen kann folgendes beschlossen werden:
a) Eine erneute Analyse durchzuführen,
b) eine erneute Programmvermittlung durchzuführen,
c) abzuwarten, ob der kumulative Effekt eintritt. (Unter kumulativen Effekt verstehe ich das Phänomen des plötzlichen Auftretens des erwünschten Verhaltens nach einer Phase des Mißerfolges, ohne daß dabei seitens des Therapeuten neue Interventionen vorgenommen werden.)
- Systematische Kontrolle nach standardisiert festgelegten Kriterien in standardisiert festgelegten Zeitabständen. So wird zum Beispiel das Ergebnis der Rauchertherapie nach drei, sechs und zwölf Monaten durch eine dritte Person kontrolliert. Dabei werden der Therapieempfänger und eine nahestehende Bezugsperson befragt.

Auch in der Methode der Programmvermittlung wird standardisiert vorgegangen.
- Zuerst wird eine allgemeine Entspannung suggeriert. "Sie atmen tief und ruhig. Sie fühlen sich sehr angenehm. Ihre Muskeln sind vollkommen entspannt. Sie sind vollkommen ruhig und ausgeglichen usw."
- Andeutung von Möglichkeiten der Selbststeuerung. "Sie können diesen Zustand der Ruhe und Entspannung in Zukunft immer selbst herbeiführen nach dem Satz 'Ich bin vollkommen ruhig und entspannt'".
- Vermittlung einer neutralen Haltung gegenüber dem unerwünschten Verhalten. "Das Rauchen wird Ihnen zunehmend gleichgültiger." "Der Anblick einer Zigarette reizt Sie überhaupt nicht
- Die hypnotische Entspannung wird vertieft. Es wird angenehme Müdigkeit suggeriert mit einem starken Schlafbe-

dürfnis. Danach wird die Aufmerksamkeit für die sprachliche
Empfänglichkeit verstärkt. "Sie fühlen sich ruhig und angenehm entspannt". "Obwohl Sie angenehm müde sind, nehmen Sie
jeden Satz wahr."
- In diesem Zustand wird das unerwünschte Verhalten als negativ und störend dargestellt. Dabei wird das Programm für
das unerwünschte Verhalten mit unangenehmen Inhalten in
Verbindung gebracht. "Ihr angenehmer Zustand der Ruhe wird
durch die Vorstellung vom Rauchen gestört." "Sie stellen
sich das Rauchen intensiv vor. Der Rauch schädigt die
Schleimhäute Ihrer empfindlichen Bronchien. Giftige Substanzen legen sich in Ihrer Lunge fest und rufen Veränderungen hervor, die zu Lungenkrebs führen können. Stellen
Sie sich unangenehme Prozesse der Fäulnisbildung in der
Lunge vor, die durch die giftigen Substanzen hervorgerufen
werden. Rauchsubstanzen dringen weiter in Ihre Adern und
Blutgefäße vor und verengen sie. Rauchen beeinträchtigt
Ihren Magen. Durch die Vorstellung vom Rauchen wird Ihnen
übel und schwindlig. Das Rauchen hemmt Ihre Intelligenz,
macht Sie nervös und nimmt Ihnen Ruhe und Beherrschung usw."
- Im Anschluß daran wird wieder angenehme Entspannung sug-
geriert, die in Gegensatz zum unerwünschten Verhalten und
in Verbindung mit dem erwünschten Verhalten gebracht wird.
"Sie werden immer ruhiger und entspannter. Das Rauchen ist
Ihnen in zunehmendem Maße egal. Die Vorstellung, daß Sie
nicht rauchen, ist Ihnen sehr angenehm."
- Der Therapieempfänger wird erneut gebeten, sich das uner-
wünschte Verhalten vorzustellen und möglichst durchzuführen.
Vorher wird das Auftreten von negativen Konsequenzen des
unerwünschten Verhaltens suggeriert, z.B. "Wenn Sie jetzt
eine Zigarette rauchen, wird Ihnen schwindlig und unwohl etc."
- Danach wird wieder Entspannung suggeriert und die Fähigkeit
zur Selbstentspannung und Selbstbeeinflussung vermittelt.
Bedingung für das Erreichen von Selbstentspannung ist die
Übernahme des erwünschten und die Aufgabe des unerwünschten
Verhaltens. "Sie fühlen sich vollkommen ruhig, angenehm und
entspannt und können diesen Zustand selbst hervorrufen. Das
Rauchen hemmt Sie in dieser Fähigkeit, und deshalb lehnen
Sie es ab."

- Schließlich wird dem Therapieempfänger in Hinblick auf das
unerwünschte Verhalten ein Wenn-Dann-Programm vermittelt,
das das unerwünschte Programm und Verhalten mit negativen
und das erwünschte Programm mit positiven Konsequenzen belegt. Ebenso wird die Unfähigkeit suggeriert, sich anders
zu verhalten als in der Programmtherapie vermittelt. "Immer, wenn Sie rauchen, fühlen Sie sich nervös und vergiftet,
unabhängig davon, ob Sie ein Bedürfnis haben zu rauchen
oder nicht."

Durch die beschriebene Vorgehensweise können im Zustand der
hypnotischen Entspannung viele Programmverbindungen (z.B.
Wenn-Dann-Regeln) inaktiviert werden und neue hergestellt
werden. Dabei muß die aversive Technik häufig nicht angewandt werden, es reicht, wenn die angenehme Konsequenz des
erwünschten Verhaltens unterstrichen wird.

3. Methodik

Anfang 1977 wurden 140 Raucher, darunter 99 Männer und 41
Frauen, mit jeweils durchschnittlich 6 Stunden (teils in
Gruppen, teils einzeln) programmtherapeutisch behandelt.
Den 140 Rauchern wurde eine ebenso große Kontrollgruppe ge-
genübergestellt, die in Schicht, Alter, Geschlecht und Inten-
sität der Nikotinabhängigkeit vergleichbar war.

Beide Gruppen wollten das Rauchen aufgeben. Es wurden match-
ing-pairs gebildet, wobei jeweils eine Person zufällig zur
Therapie ausgewählt wurde, während ihre Vergleichsperson in
die Kontrollgruppe eingeordnet wurde. Die Auswahl geschah
durch Interviewer; die Adressen wurden nach dem Zufallsprinzip dem Adreßbuch des Einwohnermeldeamtes entnommen. Über die
Intensität, Zeitdauer und evtl. Veränderung des Rauchverhaltens wurde die therapierte Gruppe und die Kontrollgruppe von
den Interviewern vor und nach der Behandlung befragt. Nach
der Therapie wußten die Interviewer nicht, welche Personen

zur Kontrollgruppe gehörten und welche therapiert worden waren. Zur Erfassung der Rauchgewohnheit wurde auch der nächste Angehörige bzw. die nahestehende Person des Probanden befragt, um einen Kontrollmechanismus für die Objektivität der Information einzubauen.

Die Raucher wurden nach folgenden Kriterien ausgewählt:
a) Raucher, die mehr als 50 Zigaretten in einem Zeitraum von länger als 5 Jahren pro Tag rauchten,
b) die das Rauchen aufgeben wollten, aber es aus eigener Kraft nicht schafften und
c) die bereit waren, sich einer Therapie zu unterziehen.

Es konnten 140 Personen gefunden werden, die zwischen 50 und 60 Zigaretten pro Tag rauchten. Um eine ebenso große Vergleichsgruppe aufzustellen, mußte eine Auswahl aus 362 Personen getroffen werden. Insgesamt wurden 140 vergleichbare Paare gebildet.

742 Personen aus einer Population von 4270 zufällig ausgewählten Personen aus dem Register des Einwohnermeldeamtes hatten mehr als 50 Zigaretten pro Tag geraucht. 502 erklärten sich spontan für eine Therapie bereit und erfüllten die Auswahlkriterien der Studie. 240 Personen erklärten sich nicht bereit, an der Rauchertherapie teilzunehmen.
Das Durchschnittsalter der therapierten Gruppe betrug 42 Jahre. Die Kontrollgruppe hatte im Durchschnitt 14 Jahre lang geraucht, die therapierte Gruppe 15 Jahre. Die Interviewer fragten die Personen nicht nach den Ursachen des Rauchens, sondern nur nach dem Grund, warum sie
a) das Rauchen aufgeben wollten,
b) nach der Intensität des Rauchens,
c) nach der Zeitdauer der Sucht,
d) nach ihrer Kontinuität (ob etwa Unterbrechungen vorkamen) und
e) ob der Proband das Rauchen zwar aufgeben wollte, aber es aus eigener Kraft nicht schaffte.

Die therapierte und die Kontrollgruppe waren unter Berücksichtigung der Vergleichbarkeit folgender Kriterien entstanden:

a) Die therapierte Gruppe wollte das Rauchen in 92% der Fälle aus gesundheitlichen Gründen aufgeben; bei 8% spielte das Geld die primäre Rolle.
b) Die Kontrollgruppe wollte in 95% der Fälle aus gesundheitlichen Gründen aufhören zu rauchen, bei 5% lagen finanzielle Gründe vor.

In der therapierten Gruppe hatten 121 Personen in den vorhergegangenen 5 Jahren kontinuierlich die tägliche Menge von 50 Zigaretten geraucht; 9 Personen hatten das Rauchen während dieser Zeit länger als ein Jahr unterbrochen, während 10 Personen zeitweise weniger geraucht hatten.

In der Kontrollgruppe rauchten 132 Personen in den vorhergegangenen 5 Jahren kontinuierlich, 7 Personen hatten das Rauchen während dieser Zeit für länger als ein Jahr unterbrochen und eine Person hatte zeitweise weniger geraucht.

Die Therapie wurde bei jeder Person nach einem Monat abgeschlossen; die Nachuntersuchung (wiederholte Befragung über das Rauchverhalten) wurde einen Monat nach Beendigung der Therapie, nach drei Monaten, nach sechs Monaten, nach einem Jahr und nach eineinhalb Jahren durchgeführt.

In dieser Befragung wurden die Rauchgwohnheiten nach folgenden Kriterien erfaßt:
a) Rauchverhalten unverändert,
b) täglicher Zigarettenkonsum gestiegen,
c) Zigarettenkonsum bis zur Hälfte reduziert
d) völlige Abstinenz - der Proband raucht überhaupt nicht mehr.

Vor und eineinhalb Jahre nach der Therapie wurde der therapierten Gruppe und der Kontrollgruppe sowie den Angehörigen beider Gruppen der Fragebogen zur Überprüfung des therapeutischen Erfolges vorgelegt.

4. Ergebnisse

Die Ergebnisse (siehe Tabelle) zeigen, daß die therapierte Gruppe wesentlich mehr Abstinenz als die Kontrollgruppe aufweist. Während einen Monat nach der Therapie 72,8% der Probanden der behandelten Gruppe Abstinenz aufweisen, waren es in der Kontrollgruppe nur 0,7%.

	1 Monat		3 Monate		6 Monate		1 Jahr		1 1/2 Jahre	
	TG	KG	TG	KG	TG	KG	TG	KG	TG	KG
Abstinenz	102	1	115	2	130	4	129	6	119	8
Reduktion von mehr als 50 v.H.	9	2	10	1	6	5	7	15	5	21
Reduktion bis zu 50 v.H.	1	1	5	1	2	2	0	0	2	4
Rauchverhalten unverändert	9	135	8	134	1	104	3	91	9	80
Zigarettenkonsum gestiegen	19	1	2	2	1	25	1	28	5	27

TG = therapierte Gruppe KG = Kontrollgruppe

Für jeden der 5 Nachuntersuchungs-Zeitpunkte wurde ein Chi^2-Test auf Unabhängigkeit (Gleichheit der relativen Häufigkeiten in Therapie- und Kontrollgruppe) durchgeführt. Alle Tests sind auf dem 0,1%-Niveau signifikant. Inspektion der Häufigkeiten (insbesonders für "Abstinenz" und "unverändert") zeigt, daß die Abweichungen von der Nullhypothese in Richtung Therapieerfolg liegen.

Drei Monate nach der Therapie stieg die Abstinenz auf 82%;
sechs Monate danach stieg sie auf 92,8% an. Ein Jahr nach der
Therapie rauchten 92,1% der behandelten Personen nicht mehr,
während eineinhalb Jahre danach 85% nicht mehr rauchten. In
der Kontrollgruppe hatten 5,7% spontan das Rauchen nach diesem
Zeitraum aufgegeben. 5% der therapierten Gruppe hatten
das Rauchen nach eineinhalb Jahren reduziert. Dies kann nicht
als Therapieerfolg angesehen werden, da in der Kontrollgruppe
17,8% das Rauchen verringert hatten. In der Therapiegruppe
zeigten allerdings weniger Personen einen gesteigerten Zigarettenkonsum:
nur 3,5% im Vergleich zu 19,2% in der Kontrollgruppe.

Die Ergebnisse, die vor und nach der Therapie (1 1/2 Jahre)
mit dem Fragebogen zur Überprüfung des therapeutischen Erfolges
gewonnen wurden, zeigen, daß sich die therapierte Gruppe
in bestimmten Bereichen von der nicht therapierten Gruppe unterscheidet,
d.h. die therapierte Gruppe zeigt wesentliche
Veränderungen in der Nachuntersuchung. Hier sollen die wichtigsten
Veränderungen angeführt werden: Chronische reaktive Hoffnungslosigkeit
und chronische reaktive Aufregung haben sich
verringert. Die psychische und physische Symptomatik hat sich
nach der Therapie verringert. Verstärkt wurde die Äußerung
emotional-erotischer Bedürfnisse sowie die Fähigkeit zur
Selbstbeeinflussung. Die positiven Veränderungen nach der
Therapie sind allerdings wesentlich geringer als bei der
Therapie von Übergewichtigen, chronisch Hoffnungslosen und
chronisch Verärgerten. Der Grund scheint auch darin zu liegen,
daß in der Rauchertherapie nur das kooperative Suggestionstraining
durchgeführt wurde, während in anderen Arbeiten auch
die kognitive Selbstkontrolle eingesetzt wurde. Gerade diese
Methode scheint die Beeinflussung auch anderer, in der Therapie
nicht systematisch erfaßte Bereiche zu ermöglichen. Allerdings
hängt die Ausbreitung der therapeutischen Erfolge auf
nicht therapierte Bereiche auch von dem Symptom ab, das systematisch
therapiert wird. Während die Beeinflussung der chronischen
Hoffnungslosigkeit und des Übergewichtes ausgeprägt
positive Veränderungen hervorruft, hängt die Beeinflussung

der chronischen Aufregung weniger mit positiven Veränderungen zusammen.

Die Überprüfung des therapeutischen Erfolges deutet an, daß die Therapieempfänger im Anschluß an die suggestive Beeinflussung spontan eine Selbstkontrolle aufgebaut und durchgeführt haben. Diese wurde ja in der suggestiven Therapie angesprochen und vorbereitet. Aus diesem Grund wird meine nächste Raucher-Therapie einen kombinierten Einsatz von kognitiver Selbstkontrolle und suggestiver Entspannung erfordern. In dieser Studie bleibt es unklar, ob der Therapieerfolg auf die suggestive Beeinflussung (z.B. verdeckte Sensibilisierung) oder auf die in der Suggestion induzierte Selbstkontrolle zurückzuführen ist. Allerdings zeigt sich, daß Selbstkontrolle auch in der suggestiven Beeinflussung induziert werden kann.

Auszählung der Antworthäufigkeiten (Ja-Antworten) anhand des Fragebogens zur Überprüfung des therapeutischen Erfolges (Fragebogen siehe Seite 92-95)

Die erste Zahl ist die Angabe der Probanden, die zweite Zahl die Angabe der Angehörigen

Frage Nr.	Therapierte Gruppe		Kontrollgruppe	
	Vor der Therapie	1 1/2 Jahre nach der Therapie	Vor der Therapie	1 1/2 Jahre nach der Therapie
1	25/26	10/9	26/25	28/27
2	32/30	8/7	23/20	28/25
3	84/80	95/92	75/73	74/72
4	91/92	90/90	85/86	87/83
5	82/80	100/104	102/103	95/111
6	92/90	91/85	69/74	70/77
7	54/52	53/50	51/60	42/47
8	40/48	111/109	52/55	51/56
9	32/36	1/1	37/34	38/39
10	30/37	2/3	36/35	39/42
11	25/20	3/8	31/35	34/37

Frage Nr.	Therapierte Gruppe		Kontrollgruppe	
	Vor der Therapie	1 1/2 Jahre nach der Therapie	Vor der Therapie	1 1/2 Jahre nach der Therapie
12	15/28	2/3	23/24	24/23
13	50/60	81/83	62/66	69/62
14	84/87	85/86	89/88	86/94
15	64/60	65/68	72/70	71/66
16	34/35	21/12	31/33	34/37
17	92/94	102/108	93/101	100/96
18	76/77	82/73	75/75	73/78
19	62/60	83/85	80/85	93/72
20	101/112	100/96	112/85	113/86
21	72/79	125/128	82/80	90/68
22	90/101	91/102	93/104	94/97
23	92/90	95/94	97/103	96/105
24	85/94	82/91	94/97	93/102
25	20/24	75/90	15/13	12/10
26	16/14	84/99	12/10	9/6
27	103/105	106/104	114/115	117/118
28	48/52	37/39	32/30	25/34
29	28/29	1/1	32/34	35/36
30	21/22	28/29	26/25	23/25
31	14/17	15/18	13/16	17/19
32 a		10/9		23/23
b		0/0		3/3
c		11/11		0/0
d		2/3		0/0
e		2/3		0/0
33 a		8/9		20/20
b		0/0		3/0
c		12/12		0/0
d		12/10		0/0
e		0/9		0/0

Das Ergebnis der Studie legt den Schluß nahe, daß sich die Methode der Programmtherapie zur Beeinflussung des Rauchverhaltens wesentlich besser eignet als die berichteten Methoden und Ergebnisse in der internationalen Literatur.

Die bisherigen Raucheruntersuchungen (McFall and Hammen, 1971; Stäcker, Bartmann, 1974) machen deutlich, daß die totalen Abstinenzraten am Ende der Therapie im Durchschnitt bei 25% und in Nachuntersuchungen bei 13% liegen. Ein Jahr nach der Therapie ist mit einer Ausgangsrate von 75% zu rechnen. In der internationalen Literatur wird deswegen auch gefordert, daß sich die Diskussion der Ergebnisse der Rauchertherapie an diesen Zahlen zu orientieren hat.

Die Anwendung der Programmtherapie ist ebenso geeignet für die tägliche psychologische und ärztliche Praxis wie auch für wissenschaftlich-experimentelle präventive Interventionsstudien, in denen z.b. das Rauchverhalten vorsorglich beeinflußt werden soll und dessen Effekt in der Verhütung von Krankheiten errechnet werden kann. Brengelmann schreibt in seinem Buch: "Experimente zur Behandlung des Rauchens", daß die bisherigen Aufklärungs- und Erziehungsmethoden keine ermutigenden Resultate ergäben. Verschiedene Berichte über diverse Techniken sind nicht kontrolliert worden und lassen sich deswegen nicht beurteilen. Mehrere Autoren berichten über Erfolg bei Anwendung der Hypnose, es fehlen aber schlußfähige Experimente. Auch die Verhaltenstherapie kann bis heute keinen größeren Erfolg garantieren. Kreutzer, Lichtenstein und Mees (1968) schreiben sogar, daß die benutzten Techniken der Verhaltensmodifikation anderen Behandlungsmethoden nicht generell überlegen seien. Brengelmann betont den Wert der Selbstkontrolltechniken (Brengelmann,1974). Wagner und Bragg (1970) erhielten signifikante Unterschiede zwischen verschiedenen Arten der Behandlung mit verhaltenstherapeutischen Methoden. Eine Kombination der systematischen Desensibilisierung und der verdeckten Sensibilisierung erwies sich anderen Methoden gegenüber als überlegen. Auch Brengelmann (1976) hat gute Erfolge in der Beeinflussung der Rauchgewohnheit erzielt, indem er Selbstkontrolltechniken, mit anderen verhaltenstherapeutischen Programmen kombiniert, eingesetzt hat. Alle bisher angewandten therapeutischen Methoden führen dazu, daß die Rauchgewohnheit in Nachuntersuchungen zu einem hohen Prozentsatz wieder aufgenommen wird. Sie konnten das erwünschte Verhalten nicht stabilisieren. Die Stabilisierung des erwünschten Verhaltens, also der dauerhaften Aufgabe der Rauchgewohnheit, war das Hauptziel meines therapeutischen Experimentes. Das Ziel wurde in hohem Maße erreicht, vor allem deswegen, weil es zum bewußten Bestandteil des Selbstkonzeptes wurde und eine wesentliche Motivation entwickelt wurde, das Rauchen aufzugeben. Dabei wurden individuell spezifische konstituierend kognitve Faktoren eingesetzt, die das erwünschte und das unerwünschte Verhalten und die Motivation wesentlich kontrollierten.

In dieser Arbeit wurde die Motivation in Gesprächen vor jeder therapeutischen Sitzung erforscht und mit dem kooperativen Suggestionstraining durch Anwendung der Methoden der verdeckten Sensibilisierung, verdeckten Belohnung und suggestiven Programmvermittlung behandelt.

VII. Therapeutische Beeinflussung von Niedergeschlagenheit, Hoffnungslosigkeit, immer wiederkehrendem Ärger und Aufregung

1. Übersicht

Die Studie wurde im Jahre 1976 durchgeführt. Es wurden 126 Personen, die an chronischem Ärger und Aufregung litten sowie 126 Personen, die eine chronische Niedergeschlagenheit und Hoffnungslosigkeit aufwiesen, mit einer von dem Autor entwickelten Form der kognitiven Verhaltenstherapie behandelt. Der therapierten Gruppe wurde eine vergleichbare Kontrollgruppe gegenübergestellt. Die Probanden wurden aus 4.270 Personen (aus der Kartei des Einwohnermeldeamtes) nach dem Zufallsprinzip ausgesucht. Die Nachuntersuchung wurde nach jeweils 3 Monaten, 6 Monaten, einem Jahr und eineinhalb Jahren vorgenommen. Dabei zeigte sich, daß in der therapierten Gruppe die Hoffnungslosigkeit und der immer wiederkehrende Ärger eigenen Angaben und den Angaben der nächsten Angehörigen zufolge wesentlich verringert wurde. In der gleichen Zeit blieben diese emotionalen Zustände in der Kontrollgruppe wesentlich unverändert oder haben sich sogar verstärkt.

2. Theoretische und methodische Voraussetzungen

Der Zustand der chronischen Hoffnungslosigkeit scheint mit der Krebserkrankung zusammenzuhängen. Dies konnten internationale psychosomatische Arbeiten nachweisen. Ebenso scheint der Zustand der chronischen Aufregung und Verärgerung mit

der Entwicklung internistischer Erkrankungen zusammenhängen.
Aus diesem Grund erscheint es sinnvoll, ein präventiv-therapeutisches Verfahren zu entwickeln, das diese chronischen
emotionalen Zustände zu beeinflussen imstande ist.

Ich gehe davon aus, daß chronische Hoffnungslosigkeit ebenso wie chronische Verärgerung und Aufregung fehlerlernte
Verhaltensweisen sind, die von fehlerlernten kognitiven Strukturen gesteuert werden. Aus diesem Grund ist es nötig, die
determinierenden kognitiven Strukturen zu analysieren, zu
entkoppeln und neue kognitive Strukturen zu koppeln, die das
erwünschte Verhalten determinieren sollen. Eine kognitive
Struktur bewertet Reize, das Motiv des Verhaltens und die Konsequenzen des Verhaltens. In der immer wiederkehrenden Hoffnungslosigkeit oder Aufregung sind z.b. kognitive Strukturen
aus dem Bereich der Selbstbewertung mit kognitiven Strukturen, die bestimmte Ereignisse bewerten, gekoppelt. Zum Beispiel: "Mein Leben hat keinen Sinn, wenn mein Ehegatte tot
ist". Aufgabe der Analyse ist es, diese gekoppelten und determinierenden kognitiven Strukturen zu erforschen, um sie
danach zu entkoppeln bzw. neu zu koppeln mit anderen Bewertungssystemen. Um dieses Ziel zu erreichen, wurden vier Vorgehensweisen aus dem Bereich der kognitiven Verhaltenstherapie von mir entwickelt bzw. im Anschluß an andere Arbeiten weiterentwickelt:

Im kognitiven Einsichtstraining wurden die negativen Konsequenzen des unerwünschten Verhaltens verbal zusammengefaßt
und dem Therapieempfänger präsentiert. Dasselbe gilt auch
in Hinblick auf positive Konsequenzen anderer Verhaltensweisen. In der kognitiven Selbstkontrolle denkt der Therapieempfänger an positive Konsequenzen in Hinblick auf erwünschtes und negative Konsequenzen in Hinblick auf unerwünschtes
Verhalten, so daß er dies als unmittelbare Konsequenz der
definierten Verhaltensweisen empfindet. In der Sozialbetreuung wurde das Individuum mit besonders erwünschten sozialen
Verhaltensweisen belohnt, wenn es im Einsichtstraining die
angesprochenen Themen gemäß des erwünschten Verhaltens äußerte.
Die Therapie dauerte bei jeder Person drei Monate: im ersten

Monat eine Stunde pro Woche, später wurden die Sitzungen auf
15-20 Minuten gekürzt. Zuerst wurde die Analyse in ein bis
zwei Stunden durchgeführt, danach schloß das Einsichtstraining und Suggestionstraining an. In der suggestiven Entspannung wurden dem Individiuum positive Konsequenzen für die erwünschte kognitive Struktur suggeriert. In den einzelnen Maßnahmen, die ich andernorts beschrieben habe, wurde meistens
standardisiert vorgegangen. Ab der 5. Stunde wurde das Sozialtraining angeschlossen. Individuell wurde das Gewicht auf die
Maßnahme gelegt, zu der das Individuum größte Affinität zeigte,
und die die größte Wirkung hatte. Vor dem therapeutischen Eingriff wurden genau das erwünschte und das unerwünschte Verhalten definiert sowie die subjektiv relevanten Verstärker und
die Bestrafung.

3. Methodik, Auswahl der Probanden

Im Jahre 1976 (in der zweiten Hälfte) wurden 126 Personen
(davon 62 Frauen) mit chronischer Hoffnungslosigkeit und 126
Personen (davon 27 Frauen) mit chronischer Verärgerung mit
durchschnittlich 1 bis 1 1/2 Stunden in der Woche drei Monate lang therapiert. Der therapierten Gruppe wurde eine in
Alter, Geschlecht, Schicht und dem Grund für die chronische
Hoffnungslosigkeit vergleichbare Kontrollgruppe gegenübergestellt. Die Mitglieder der therapierten Gruppe waren im Durchschnitt 44, die Mitglieder der nicht therapierten Gruppe waren
42,5 Jahre alt. Alle Personen waren länger als zwei Jahre von
Hoffnungslosigkeit oder chronischem Ärger betroffen, dabei
spielten mindestens zwei lebensgeschichtliche Ereignisse oder
ungünstige soziale Umstände eine entscheidende Rolle. Die Personen waren subjektiv bereit, sich von ihren emotionalen Belastungen zu lösen, schafften es aber aus eigener Kraft nicht.
Aus der Gruppe der Hoffnungslosen haben 25 Personen die Bereitschaft zur Therapie verweigert. In der Gruppe der Personen mit chronischer Verärgerung verweigerten 115 Personen
die Bereitschaft zur Therapie. Die Personen, die die Thera-

pie verweigert haben, sind nicht in die Kontrollgruppe aufgenommen worden. In der Kontrollgruppe waren Personen, die sich ebenso zur Therapie bereit erklärt hatten, aber nicht aufgenommen werden konnten. Die Gründe für die emotionale Belastung waren in der Kontrollgruppe und in der therapierten Gruppe gleich, z.b. wenn die therapierte Person länger als zwei Jahre hoffnungslos war durch Tod oder Trennung von einem Kind oder Enttäuschung durch einen wichtigen Mitmenschen, dann mußte die Kontrollperson auch aus vergleichbaren Gründen Hoffnungslosigkeit aufweisen. Zur Diagnose wurden zwei Fragebögen eingesetzt, die im Anhang dieser Arbeit angeführt werden. Der eine Fragebogen diente zur Überprüfung des therapeutischen Erfolges, der andere zur Feststellung der Gründe der Hoffnungslosigkeit oder Verärgerung. Die gleichen Fragebögen wurden vor der Therapie sowie eineinhalb Jahre nach der Therapie der therapierten Gruppe sowie der Kontrollgruppe vorgelegt. Damit konnten Veränderungen in der affektiven Struktur und anderen verhaltensspezifischen Merkmalen festgestellt werden, die mit der Generalisierung des therapeutischen Erfolges auf andere Verhaltensgebiete oder mit einer eventuellen Symptomverschiebung zusammenhingen. Der Fragebogen zur Überprüfung des therapeutischen Erfolges wurde auch den nächsten Angehörigen sowohl der therapierten Gruppe als auch der Kontrollgruppe vorgelegt.

4. Ergebnisse

Die folgende Tabelle zeigt, daß sich der Therapieerfolg im Laufe der Zeit stabilisiert, während sich der Zustand der Kontrollgruppe verschlechtert oder unverändert bleibt. Dies beweist, daß die selbsterlernte Steuerung der kognitiven Strukturen die chronische Hoffnungslosigkeit positiv beeinflussen kann. Bei 63,4% wurde 1 1/2 Jahre nach der Therapie nach eigenen Angaben die chronische Hoffnungslosigkeit völlig aufgehoben. Dies äußern sogar 71,4% der nächsten Angehörigen, die die Personen objektiv beobachtet haben.

Tabelle: Therapieergebnisse: Chronische Niedergeschlagenheit und Hoffnungslosigkeit. (Die erste Zahl pro Spalte ist die Probandenbefragung, die zweite Zahl die Angehörigen-Befragung)

	Nach 3 Monaten		Nach 6 Monaten		Nach 1 Jahr		Nach 1 1/2 Jahren	
	TG	KG	TG	KG	TG	KG	TG	KG
Ganz aufgehört	75/76	1/1	84/89	2/1	82/84	1/1	80/90	2/1
Mehr als auf Hälfte reduziert	21/20	1/2	28/20	3/1	29/25	1/1	28/21	3/5
Bis zur Hälfte reduziert	8/12	2/4	7/5	4/2	6/6	3/1	10/6	15/19
Unverändert geblieben	15/7	89/84	1/5	76/77	2/4	70/69	1/2	71/57
Verstärkt aufgetreten	1/5	27/29	0/1	35/39	1/1	45/48	1/1	29/38

N = 126

TG = Therapierte Gruppe
KG = Kontrollgruppe

Tabelle: Therapieergebnisse: Chronischer Ärger und Aufregung. (Die erste Zahl pro Spalte ist die Probandenbefragung, die zweite Zahl die Angehörigen-Befragung)

Chronische Aufregung u. Verärgerung	Nach 3 Monaten		Nach 6 Monaten		Nach 1 Jahr		Nach 1 1/2 Jahren	
	TG	KG	TG	KG	TG	KG	TG	KG
Ganz aufgehört	64/52	2/1	65/60	1/1	61/42	1/3	50/27	1/1
Mehr als auf die Hälfte reduziert	20/17	3/1	21/15	3/2	25/13	2/1	31/20	1/2
Bis zur Hälfte reduziert	20/26	5/6	23/30	6/1	27/51	2/5	28/60	5/8
Unverändert geblieben	21/28	62/59	15/17	54/52	12/15	61/48	15/16	54/33
Verstärkt aufgetreten	1/3	54/59	2/4	62/70	1/5	60/69	2/3	65/82

N = 126

TG = Therapierte Gruppe KG = Kontrollgruppe

Für jeden der vier Nachuntersuchungs-Zeitpunkte wurde, jeweils getrennt für Probanden und Angehörige, ein Chi^2-Test auf Unabhängigkeit (Gleichheit der relativen Häufigkeiten in Therapie- und Kontrollgruppe) durchgeführt.

Alle Tests sind auf dem 0,1%-Niveau signifikant. Inspektion der Häufigkeiten zeigt, daß die Abweichungen von der Nullhypothes in richtung Therapieerfolg liegen.

Dieses Ergebnis scheint umso bemerkenswerter, weil nur 1,5%
der Kontrollgruppe nach eigenen Angaben diesen Zustand erreicht haben, während nach den Angaben der nächsten Angehörigen dies nur 0,7% erreichten. Wenn die Kriterien "Hoffnungslosigkeit ganz aufgehört, mehr als die Hälft reduziert, bis
zur Hälfte reduziert" in der therapierten Gruppe zusammenge-
zählt werden, dann ergibt sich eine Linderung von 93,6%. In
der Kontrollgruppe erreichten diesen Zustand nur 15,8%. Während in der Kontrollgruppe Hoffnungslosigkeit eineinhalb Jahre nach der Befragung bei 23% verstärkt aufgetreten ist, ist
in der therapierten Gruppe die Hoffnungslosigkeit verstärkt
nur in 0,7% aufgetreten. Das zeigt, daß die angewandte Therapie nicht nur in der Linderung der vorhandenen Hoffnungslosigkeit, sondern auch in der Verhinderung des verstärkten Auftretens erfolgreich war. Der Vergleich mit dem standardisierten Fragebogen zur Überprüfung des therapeutischen Erfolges
zeigt, daß sich die therapierte Gruppe in den meisten erfaßten Bereichen positiv entwickelt hat, und daß es keinerlei Anlaß zu der Annahme gibt, daß es zu irgendwelchen Symp-
tomverschiebungen kam, wie das von der psychoanalytischen Spe-
kulation angenommen wird.

Allerdings ergeben sich wesentliche Unterschiede in der Über-
prüfung des therapeutischen Erfolges zwischen der Gruppe der
"Hoffnungslosen" und der Gruppe der "Chronisch Verärgerten".
Während die Gruppe der Hoffnungslosen in fast allen erfaßten
Bereichen eine positive Veränderung erzielte, ist dies in der
Gruppe der chronisch Verärgerten nicht geschehen. In einigen
Punkten wurden sogar negative Effekte erzielt. Der bloß symp-
tomatische Erfolg bei der immer wiederkehrenden Aufregung und
Verärgerung könnte darauf zurückzuführen sein, daß die Linde-
rung von übermäßiger Verärgerung inhaltlich nicht mit den
Variablen, die im Fragebogen zur Überprüfung des therapeuti-
schen Erfolges beinhaltet sind, zusammenhängt. Vielleicht
liegt es im Wesen der Hoffnungslosigkeit, daß sich diese in
andere Verhaltensbereiche ausdehnt. Trotzdem halte ich die
Therapie der chronischen Aufregung und Verärgerung für wichtig. Dieser emotionale Zustand, in dem sich aggressive Ver-

haltensweisen auf die Umwelt mit passiven Verhaltensweisen
abwechseln, scheint für die Genese internistischer Erkrankungen von Bedeutung zu sein.

Die Auszählung der Antworthäufigkeiten anhand des Fragebogens
zur Überprüfung des therapeutischen Erfolges ist aus den
Tabellen S. 137-139 ersichtlich.

Auch der diagnostische Fragebogen wurde vor der Therapie und
1 1/2 Jahre nach der Therapie den therapierten Gruppen, der
Kontrollgruppe und ihren Angehörigen vorgelegt. Dabei war von
besonderer Bedeutung die Auszählung der Summe von Gründen,
die zu Hoffnungslosigkeit oder Verärgerung geführt haben.
Hier sollen die Ergebnisse angeführt werden:

	Therapierte Gruppe		Kontrollgruppe	
	Vor der Therapie	1 1/2 Jahre nach der Therapie	Vor der Therapie	1 1/2 Jahre nach der Therapie
Hoffnungslose	5/4	0,5/0,3	5/4,5	5,5/6
Verärgerte	6/5,5	0,7/1,5	5/7	5,5/8,5

Erste Zahl: Angabe der Befragten   Zweite Zahl: Angabe der Angehörigen

Diagnostischer Fragebogen

Hat Sie ein Ereignis oder Erlebnis so sehr betroffen, daß
Sie im letzten Jahr
a) immer wieder hoffnungslos und niedergeschlagen waren
   und/oder,
b) immer wieder derart aufgeregt und verärgert waren, daß
   Sie Ihre Aufregung oft nur sehr schwer beherrschen konnten.

Bitte kreuzen Sie bei den folgenden Beispielen an, welche der
oben angegebenen Antworten zutrifft (oder beide)!

1. Mitmenschliche Vereinsamung (z.B. schlechte Wohnlage, mangelhafte Kontaktmöglichkeiten usw.)
   im letzten Jahr: a   b
   hoffnungslos und   immer wieder sehr
   niedergeschlagen   aufgeregt und verärgert
2. Unzufriedenheit mit der eigenen Stellung in der Gesellschaft   a   b
3. Schwierigkeiten im Beruf und im beruflichen Fortkommen   a   b
4. Unglück in der Partnerbeziehung   a   b
5. Schwierigkeiten im Sexualleben   a   b
6. Immer neue Enttäuschungen, hervorgerufen durch innere seelische Hemmungen   a   b
7. Geschäftlicher Mißerfolg, Geldentwertung oder größere finanzielle Schwierigkeiten   a   b
8. Enttäuschung von einem Elternteil   a   b
9. Tod oder Trennung von einem geliebten Elternteil   a   b
10. Tod oder Trennung von einem Kind   a   b
11. Ausstoß aus einer wichtigen Gruppe (z.B. am Arbeitsplatz, in der Partei usw.)   a   b
12. Schwere Kriegs- und Gefangenschaftserlebnisse   a   b
13. Schockierende und unerwartete Verhaltensweise von nahestehenden oder wichtigen Personen (Eltern, Ehegatten, Freunde, Arbeitskollegen, Vorgesetzte usw.)   a   b
14. Tod oder Trennung von einem wichtigen Mitmenschen   a   b
15. Enttäuschung von einem wichtigen Mitmenschen   a   b
16. Ein schwerer Unfall
17. Ein Überfall
18. Andauernde Streitigkeiten im Elternhaus
19. Ein oder mehrere nicht genannte Gründe
    in Bezug auf den Zustand a: 1 2 3 4 5 6 7 8 9
    in Bezug auf den Zustand b: 1 2 3 4 5 6 7 8 9
    (Bitte die Anzahl der Gründe ankreuzen)

Variablenkatalog zum Diagnostischen Fragebogen

1. Im letzten Jahr hoffnungslos und niedergeschlagen, hervorgerufen durch ein Ereignis oder Erlebnis
   Variable 1, Frage a
2. Anzahl der Ereignisse und Erlebnisse, die zu Hoffnungslosigkeit geführt haben
   Variable 2, Frage 1-19
3. Im letzten Jahr immer wieder sehr aufgeregt und verärgert, hervorgerufen durch ein Ereignis oder Erlebnis
   Variable 3, Frage b
4. Anzahl der Ereignisse und Erlebnisse, die zu Aufregung und Verärgerung geführt haben
   Variable 4, Frage 1-19

Auszählung der Antworthäufigkeiten (Ja-Antworten) anhand des Fragebogens zur Überprüfung des therapeutischen Erfolges (immer wiederkehrende Aufregung und Verärgerung)/Fragebogen siehe Seite 92-95.
(Die erste Zahl gibt die Antwort des Probanden an, während die zweite Zahl die Antwort des Angehörigen angibt)

Frage Nr.	Therapierte Gruppe		Kontrollgruppe	
	Vor der Therapie	1 1/2 Jahre nach der Therapie	Vor der Therapie	1 1/2 Jahre nach der Therapie
1	1/2	1/0	2/1	1/3
2	126/126	18/15	126/120	120/123
3	100/101	86/87	121/111	120/100
4	56/59	58/56	72/68	70/73
5	42/47	48/46	55/57	62/63
6	63/70	60/59	70/77	74/75
7	52/50	49/55	51/50	55/58
8	2/25	85/89	29/20	21/28
9	51/65	78/82	42/50	40/39
10	87/86	102/120	57/60	56/55
11	15/18	35/48	29/24	21/15
12	7/5	45/80	10/11	8/5

Frage Nr.	Therapierte Gruppe		Kontrollgruppe	
	Vor der Therapie	1 1/2 Jahre nach der Therapie	Vor der Therapie	1 1/2 Jahre nach der Therapie
13	40/41	62/65	33/37	32/35
14	23/25	54/51	25/26	28/21
15	55/56	57/59	72/70	71/65
16	67/69	62/60	68/75	78/80
17	51/42	45/50	57/80	59/112
18	60/52	61/47	33/36	40/60
19	15/7	89/120	8/9	16/3
20	50/21	51/14	29/13	34/12
21	56/62	51/60	54/58	59/50
22	72/89	71/89	68/61	62/61
23	56/112	51/110	59/100	69/114
24	67/66	60/54	72/75	70/71
25	5/18	112/125	10/16	7/7
26	4/8	90/97	5/5	4/3
27	50/82	51/80	63/63	69/50
28	79/100	89/125	65/63	68/62
29	47/46	51/62	52/54	42/50
30	32/21	27/26	25/20	24/28
31	30/31	32/33	24/25	29/28

Auszählung der Antworthäufigkeiten (Ja-Antworten) anhand des Fragebogens zur Überprüfung des therapeutischen Erfolges (Niedergeschlagenheit und Hoffnungslosigkeit) (Fragebogen siehe Seite 92-95)

Frage Nr.	Therapierte Gruppe		Kontrollgruppe	
	Vor der Therapie	1 1/2 Jahre nach der Therapie	Vor der Therapie	1 1/2 Jahre nach der Therapie
1	126/122	12/7	126/123	112/109
2	12/6	1/1	8/14	14/16
3	14/4	92/114	22/16	13/6
4	62/33	81/93	25/43	23/22
5	37/42	73/74	45/48	40/36
6	26/29	94/96	32/29	31/35
7	66/112	101/112	81/77	83/76

Frage Nr.	Therapierte Gruppe		Kontrollgruppe	
	Vor der Therapie	1 1/2 Jahre nach der Therapie	Vor der Therapie	1 1/2 Jahre nach der Therapie
8	2/3	114/116	7/6	5/4
9	34/36	2/2	21/24	64/69
10	85/43	12/13	86/52	77/53
11	114/126	41/47	92/68	88/74
12	31/40	1/1	55/34	65/48
13	15/8	72/89	23/2	19/17
14	55/32	81/100	25/30	23/29
15	121/124	52/66	111/126	113/118
16	125/126	34/15	111/112	114/124
17	63/82	122/125	77/55	83/52
18	74/92	76/77	83/81	60/94
19	4/1	96/111	13/2	14/3
20	87/90	82/76	112/99	113/82
21	8/15	70/52	18/29	19/32
22	92/105	91/103	75/87	72/83
23	28/33	95/98	24/23	28/33
24	5/13	83/106	14/7	15/6
25	22/23	61/63	16/34	19/38
26	9/12	72/74	17/20	28/33
27	15/18	88/99	15/22	14/16
28	55/126	32/73	53/58	66/92
29	100/112	55/62	118/116	114/113
30	52/53	65/64	55/42	51/50
31	32/31	34/36	38/36	23/24

VIII. Kognitive Verhaltenstherapie bei Krebspatienten – Erste experimentelle Erfahrungen

1. Übersicht

Anfang bis Mitte 1976 wurden 18 Krebspatienten, darunter sechs Patienten mit Colon-Rectum-Krebs, sechs mit Magenkrebs und sechs mit Lungenkrebs, mit der Programmtherapie behandelt. Die Therapie dauerte sechs Monate mit jeweils zwei Stunden wöchentlich. Die Patienten wurden zwei bis vier Monate vor ihrer freiwilligen Aufnahme in die experimentelle Therapie in der Chirurgischen Universitätsklinik Heidelberg operiert. Dieser Gruppe wurde eine in Alter, Geschlecht, Beruf, Tumorart und Tumorausbreitung vergleichbare Gruppe gegenübergestellt. Die Patienten wurden vor der Aufnahme in die Therapie und ein halbes Jahr nach der Therapie mit einem Fragebogen zur Überprüfung des therapeutischen Erfolges befragt. Dabei erwies sich, daß die Programmtherapie bei der therapierten Gruppe positive Veränderungen hervorgerufen hat.

2. Theoretische und methodische Voraussetzungen

Die Programmtherapie geht von der Grundannahme aus, daß die kognitiven Strukturen und ihre spezifischen Verbindungen wesentlichen Einfluß auf das Verhalten und die Emotionen haben. Eine kognitive Struktur bewertet und steuert die Reize, die Motivation, das Verhalten und die Konsequenzen des Verhaltens. Zentraler Begriff ist die "Koppelung und Entkoppelung kognitiver Strukturen." In einer gekoppelten kognitiven

Struktur befinden sich Bewertungselemente aus zwei verschiedenen Bereichen, die für das fehlerlernte Verhalten verantwortlich sind. So kann beispielsweise das eigene Leben einer Person in Verbindung gebracht werden mit dem Tod einer nahestehenden Person, wobei das eigene Leben deswegen als wertlos betrachtet wird, weil die andere Person verstorben ist. Bei Krebspatienten ist häufig fehlerlerntes Verhalten, das auf gekoppelten Strukturen beruht, feststellbar.

Hier einige Beispiele:
Krebspatienten zeigen häufiger als andere Personen folgende gekoppelte kognitive Strukturen:
- Verbindung von Perfektionismus in der Leistung und der Bewertung der eigenen Person.
- Positive Bewertung der Selbstzurückstellung und Verbindung dieser mit dem Motiv nach symbiotischem Verhältnis zu nahestehenden Personen.
- Bindung der eigenen Existenzberechtigung an die Bindung an eine nahestehende Person.
- Aufgabe der eigenen Existenzberechtigung nach ungünstigen Lebensereignissen, die ein symbiotisches Verhältnis zur Umwelt bedrohen.
- Tendenz zur überpositiven Fremdeinschätzung in Verbindung mit geringer Selbsteinschätzung.
- Positive Bewertung des gesundheitsschädlichen Verhaltens in Verbindung mit dem Motiv, anerkannt zu werden.

Die gekoppelten kognitiven Strukturen bei Krebspatienten haben in deren prämorbider Lebensgeschichte dazu geführt, daß das Verhalten chronisch nicht mehr imstande war, die wichtigsten Gefühle und Bedürfnisse zu äußern bzw. zu reduzieren. Chronische Hoffnungslosigkeit und Niedergeschlagenheit waren die Folge. Nach der Krebserkrankung ist das fehlerlernte Verhalten geblieben, obwohl anzunehmen ist, daß sich bestimmte Einstellungen und Verhaltensweisen unter dem Einfluß der Erkrankung verändern. Ich bin von der Voraussetzung ausgegangen, daß Krebspatienten neue Verhaltensweisen lernen können und daß die Bedingung dafür eine Neukoppelung von kognitiven Strukturen ist. Dabei wurden von den Patienten zuerst im freien Gespräch die Lebensgeschichte und die wichtigsten traumatischen

Ereignisse berichtet. Beispielsweise erzählt ein Krebspatient, daß er nach dem Tod seiner Frau sieben Jahre fast ununterbrochen hoffnungslos und niedergeschlagen war. Nach der Aufnahme der Lebensgeschichte und der traumatischen Ereignisse und fehlerlernter Verhaltensweisen (z.B. Hyperaktivität aus Angst, emotional zurückgewiesen zu werden usw.) wurden die spezifischen Bewertungen, also die kognitive Struktur, und ihre Verbindungen erfaßt. Danach wurden mit den Patienten die unerwünschten und erwünschten Verhaltensweisen definiert. Bei jedem Patienten wurden vier Methoden angewandt, um das erwünschte Verhalten zu erreichen:

a) das Einsichtstraining, in dem der Patient seine Überlegungen äußert und der Therapeut die positiven und negativen Konsequenzen der geäußerten Ausführungen verbal zusammenfaßt und dem Patienten präsentiert. Gleichzeitig belohnt der Therapeut mit freundlichen Gesten das erwünschte Verhalten und zeigt Nichtbeachtung oder Verärgerung (wenn dies die Situation ermöglicht) dem unerwünschten Verhalten gegenüber;

b) die kognitive Selbstkontrolle, in der der Patient lernt, das erwünschte Verhalten mit positiven Konsequenzen, d.h. angenehmen Gedanken, und das unerwünschte Verhalten mit negativen Konsequenzen, d.h. unangenehmen Gedanken in Beziehung zu bringen;

c) das kooperative Suggestionstraining, in dem der Therapeut den Patienten im Zustand der suggestiven Entspannung positive Konsequenzen für das erwünschte und negative Konsequenzen für das unerwünschte Verhalten suggeriert;

d) die Sozialbetreuung, in der die gewünschte kognitive Struktur und das gewünschte Verhalten durch den Therapeuten bzw. die Sozailbetreuer durch die Erfüllung eines Wunsches belohnt wird.

Die gewählten Verstärker und die aversiven Vorstellungen werden im Gespräch mit dem Patienten subjektiv definiert. Die Vorgehensweisen bei den einzelnen Maßnahmen werden so weit wie möglich standardisiert, orientieren sich aber doch an den individuellen Bedürfnissen.

Vor dieser Arbeit hatte ich relativ unsystematische Erfahrungen in der Sozio-Psychotherapie von 24 Krebspatienten. Daraus habe ich gelernt, daß die Krebspatienten ungern Themen ansprechen, die sie in Loyalitätskonflikte oder Schuldgefühle stürzen würden. Deswegen glaubte ich, eine Therapie bei Krebspatienten kann nur die alte Orientierung stützen, nicht aber verhaltensändernd sein. Nach diesen ersten Gesprächen wurde mir aber bewußt, daß das erwünschte Verhalten so definiert werden kann, daß es eine Entkoppelung von kognitiven Strukturen impliziert, ohne daß diese in Widerspruch geraten oder Schuldgefühle auslösen. Wenn der Krebspatient z.B. sagt: "Seit drei Jahren ist mein Ehegatte tot, ich habe ihn so geliebt, daß das Leben für mich keinen Sinn hat", dann zeigt sich, daß die Bewertung des Ehegatten mit dem eigenen Leben gekoppelt ist. Nun kann das Alternativverhalten mit der entkoppelten kognitiven Struktur lauten:
"Ich habe meinen Ehegatten sehr geliebt und bin bereit, um ihn sehr zu trauern. Das Leben hat für mich einen Sinn, weil ich eine Tätigkeit, die auch mein Ehegatte für wichtig hielt, erfüllen muß, und weil die Äußerung meiner eigenen Gefühle nie vom Ehegatten verhindert wurde."

Aufgrund solcher Überlegungen kam ich zu dem Schluß, daß der experimentelle Versuch einer Anwendung der kognitiven Verhaltenstherapie bei Krebspatienten sinnvoll ist. Die Effektivität der Therapie sollte zunächst mit einem Fragebogen zur Überprüfung des therapeutischen Erfolges errechnet werden. Der Fragebogen wurde vor der Therapie und ein Jahr nach diesem Zeitpunkt der therapierten Gruppe und der Kontrollgruppe vorgelegt. Aus dem Variablenkatalog wird ersichtlich, welche Faktoren dabei erfaßt wurden.

Zum Zeitpunkt der Erstbefragung war das Alter der therapierten Gruppe im Durchschnitt 60,1 Jahre, das Alter der Kontrollgruppe 59,5 Jahre.

3. Ergebnisse

Schon nach dem ersten Gespräch war es möglich, mit allen Krebspatienten ein Problem zu definieren, bei dem ihre motivationale Bereitschaft für eine Zusammenarbeit sehr groß war. Sie selbst konnten das erwünschte und das unerwünschte Verhalten bestimmen. Obwohl die Patienten alle vier Vorgehensweisen akzeptiert haben, zeigten manche Patienten besondere Zuneigung zu speziellen Methoden. Sieben Personen haben das kooperative Suggestionstraining vorgezogen, fünf Personen die kognitive Selbstkontrolle, drei Personen die Sozialbetreuung und drei Personen das kognitive Einsichtstraining. Vier Personen verweigerten die Sozialbetreuung, eine Person das kooperative Suggestionstraining, während zwei Personen die kognitive Selbstkontrolle ablehnten. Die Tabelle zeigt, daß die therapierte Gruppe in fast allen Bereichen, die der Fragebogen zur Überprüfung des therapeutischen Erfolges erfaßt, eine positive Veränderung erzielte. Die Affekte der Hoffnungslosigkeit haben sich gelindert, das Verhalten wurde zielorientierter, das Selbstvertrauen und die Selbstakzeptierung stiegen ebenso wie die Fähigkeit zur Selbstbeeinflussung. Die subjektiv empfundene psychische und physische Symptomatik verschlechterte sich in den letzten zwei Monaten nach der Zweitbefragung nicht. Die Genußfähigkeit in Berührung mit Dingen und Menschen stieg, die Neigung zu Selbstvorwürfen verringerte sich. Das Verhalten orientierte sich mehr auf die Zukunft, die verhinderte Gefühls- und Bedürfnisäußerung im sozialen Rahmen verringerte sich. Auch das Erfolgserlebnis im Umgang mit Menschen stieg sowie das Vertrauen in nahestehende Personen. Die Äußerung emotionalerotischer Bedürfnisse stieg an sowie das Gefühl der sozialen Anerkennung. Die Patienten empfanden mehr einen Sinn des Lebens und konnten das Gefühl der sozialen Isolation überwinden. Die Veränderung ist unabhängig von der finanziellen Lage und der Zufriedenheit mit dem behandelnden Arzt. Die Veränderungen, die sich durch die Verwendung des Fragebogens zur Überprüfung des therapeutischen Erfolges in der therapierten Krebsgruppe ergaben, entsprechen den Veränderungen, die sich in der Therapie von Per-

sonen zeigten, die an chronischer Hoffnungslosigkeit und
Niedergeschlagenheit litten. Dieser Vergleich ist interessant, weil chronische Hoffnungslosigkeit und Niedergeschlagenheit, hervorgerufen durch mehrere Lebensereignisse und ungünstige soziale Zustände sowie durch innere Hemmungen, psychosoziale Risikofaktoren für die Krebserkrankung sind. Der Fragebogen zur Überprüfung des therapeutischen Erfolges wurde auch bei Krebspatienten eingesetzt, und die Ergebnisse wurden mit dem Krankheitsverlauf (Lebensdauer nach der ersten Diagnosestellung, Tumorausbreitung) in Beziehung gebracht. Dabei erwies sich, daß die Antwortstruktur der Krebspatienten vor der Therapie sowie die Antwortstruktur der Kontrollgruppe mit einem schlechten Krankheitsverlauf zusammenhängen, während die Antwortstruktur, die sich nach der Therapie ergab, mit einem positiven Krankheitsverlauf zusammenhängt.

Auszählung der Antworthäufigkeiten (Ja-Antworten) anhand des
Fragebogens zur Überprüfung des therapeutischen Erfolges
(Fragebogen siehe Seite 92-95)
(1. Zahl: Antwort der Befragten, 2. Zahl: Antwort der Angehörigen)

Frage Nr.	Therapierte Gruppe		Kontrollgruppe	
	Vor der Therapie	6 Monate nach der Therapie	Vor der Therapie	6 Monate nach der Therapie
1	16/18	1/1	15/17	15/16
2	1/1	0/0	2/2	3/4
3	4/1	18/17	5/4	6/5
4	3/1	9/10	4/5	3/1
5	3/2	12/13	5/7	2/3
6	4/4	14/17	4/3	3/1
7	8/9	10/10	9/12	10/8
8	1/2	15/18	2/1	1/1
9	18/18	14/10	18/18	18/18
10	18/18	10/15	18/18	18/18
11	17/18	2/3	17/16	15/18
12	2/4	1/2	3/2	4/1

Frage Nr.	Therapierte Gruppe Vor der Therapie	6 Monate nach der Therapie	Kontrollgruppe Vor der Therapie	6 Monate nach der Therapie
13	5/8	18/17	8/9	6/5
14	3/5	13/13	10/8	5/2
15	18/18	4/2	16/17	17/18
16	18/18	1/1	18/18	16/18
17	8/8	12/8	6/9	4/2
18	1/6	8/9	5/3	2/8
19	4/1	16/17	5/2	1/1
20	15/18	16/17	18/17	4/7
21	2/1	9/10	4/1	1/1
22	10/11	12/14	8/6	2/3
23	2/1	18/16	5/2	1/1
24	2/3	6/5	4/5	2/2
25	1/2	13/14	2/5	1/1
26	1/1	15/17	3/4	0/1
27	2/4	17/18	5/9	2/1
28	15/18	4/1	10/11	15/18
29	15/18	2/1	11/13	12/10
30	5/7	6/8	7/7	4/7
31	3/3	3/3	3/4	3/3
32	12/10	14/13	15/14	16/15
33	17/18	18/18	16/18	18/17

Signifikanzbeurteilung der vorstehenden Tabelle.
Es ist der Unterschied der Veränderungen bei Therapie- und Kontrollgruppe auf Signifikanz zu beurteilen. Aus äußeren Gründen wird nur der Unterschied der Antwort-Häufigkeiten nach der Therapie mit dem Chi^2-Test geprüft, aber durch folgende Zusatzüberlegung dem eigentlich angemessenen Test (konservativ) äquivalent gemacht: ein signifikantes Ergebnis wird nur dann als signifikant betrachtet, wenn der Unterschied zwischen den beiden Gruppen nicht schon vor der Therapie in der gleichen Richtung lag.

Frage Nr.	Probanden				Angehörige		
	Abweichung der Therapie gegen Kontrollgruppe		Schon vor der Therapie Abweichung in gleicher Richtung?		Abweichung der Therapie gegen Kontrollgruppe		Schon vor der Therapie Abweichung in gleicher Richtung?
	Richtung	Sign.			Richtung	Sign.	
1	−	1%	nein		−	1%	nein
3	+	1%	nein		+	1%	nein
4					+	1%	nein
5	+	1%	nein		+	1%	nein
6	+	1%	nein		+	1%	ja, aber minimal geprüfter Unterschied weit über 1% Sign.Grenze
8	+	1%	nein		+	1%	" "
11	−	1%	nein		−	1%	nein
13	+	1%	nein		+	1%	nein
14	+	1%	nein		+	1%	nein
15	−	1%	nein		−	1%	nein
16	−	1%	nein		−	1%	nein
19	+	1%	nein		+	1%	nein
20	+	1%	nein		+	1%	ja, aber minimal
21	+	1%	nein		+	1%	nein
22	+	1%	ja, aber unbedeutend		+	1%	ja, Testergebnis nicht signifikant
23	+	1%	nein		+	1%	nein
25	+	1%	nein		+	1%	nein
26	+	1%	nein		+	1%	nein
27	+	1%	nein		+	1%	nein
28	−	1%	nein		−	1%	nein
29	−	1%	nein		−	1%	nein

4. Literaturdarstellung

Die bisherigen therapeutischen Versuche bei Krebspatienten basieren nicht auf empirischen Verlaufstudien. Somit bleibt es unklar, ob die therapeutischen Versuche sich auf Faktoren beziehen, die einen ungünstigen oder gar günstigen Krankheitsverlauf mitbestimmen.

Bis jetzt wurden psychotherapeutische Ansätze bei Krebspatienten ungenügend systematisch erfaßt. In der Literatur finden wir meistens Hinweise und Ratschläge, wie und was bei Krebspatienten zu therapieren wäre. So sieht Renneker die Aufgabe einer Psychotherapie mit Krebspatienten in der Freisetzung von objektfixierten und frustrierten Trieben und in der Ermöglichung neuer, konfliktfreier Objektbeziehungen. Le Shan berichtet darüber, daß bestimmte Persönlichkeitsbezüge bei Krebspatienten in der Therapie immer wieder erscheinen, z.b. Gefühle der Isolation, Verzweiflung, Anzeichen verdrängter Aggressivität usw. Meerloo behauptet, in psychoanalytischen Situationen Heilung erzielt zu haben. Tenney verfolgt eher einen gesprächstherapeutischen Ansatz und setzt zum Ziel der Menschenführung, dem Patienten zu helfen, sich selbst zu finden, zu einem wahren Selbst stehen zu lernen, von dem er schon in der frühen Kindheit getrennt wurde. Auch dieser Autor berichtet über günstigen Krankheitsverlauf bei psychotherapierten Patienten, betont aber, daß eine große Anzahl von Patienten die Konfrontation mit der eigenen Problematik und die Reflexion über die eigene Person strikt ablehnen. Tenney behauptet jedoch, daß sich die jungen Patienten zur Psychotherapie eignen. Hans Joachim Baltrusch fordert, daß die Psychotherapie bereits in der behandelnden Klinik, spätestens aber im Nachkurheim aufgenommen werden soll. Heyde berichtet über günstige Krebsverläufe in Fällen, wo es gelungen ist, durch Psychotherapie die Konfliktlage der Patienten umzustrukturieren. Zum Problem der Krebs-Psychotherapie ist allgemein zu sagen, daß sie noch in den ersten Anfängen steckt. Meine eigenen ersten Erfahrungen in der Therapie von Krebspatienten bestätigen die Annahme, daß der Krankheitsverlauf durch

psychotherapeutische Maßnahmen beeinflußt werden kann. Eine
zukünftige psychosomatische Betreuung von Krebspatienten bzw.
eine Rehabilitation kann meines Erachtens nur unter experimentellen Bedingungen durchgeführt werden, unter denen das
therapeutische Verfahren und die Effizienzprüfung standardisiert werden müssen. Dies steht in Widerspruch zu psychoanalytisch orientierten Rehabilitationsversuchen bei Krebspatienten. Solche Forschungsprogramme laufen Gefahr, in unkontrollierten psychoanalytischen Spekulationen unterzugehen.

IX. Falldarstellungen aus der Programmtherapie – Analyse und Verlauf der kognitiven Verhaltensänderung

1. Übersicht

In dieser Arbeit sollen einzelne therapeutische Verläufe, Analysen und Interventionen dargestellt werden. Somit soll die konkrete therapeutische Intervention näher beschrieben werden. Folgende Fragen sind zu beantworten:
- Wie sieht die therapeutische Situation und Intervention in der kognitiven Verhaltenstherapie aus?
- Wie verläuft sie?
- Wie werden verschiedene Verhaltensweisen stabilisiert?
- Was wird analysiert und beeinflußt?
- Kann der gesamte Vorgang standardisiert behandelt werden und doch auf das individuelle Problem eingegangen werden?

Zur Beantwortung dieser und ähnlicher Fragen wurde hier die Falldarstellung gewählt. Es werden mehrere konkrete therapeutische Abläufe, in denen verschiedene Symptome therapiert wurden, dargestellt.

2. Theoretische und methodische Voraussetzungen

In den USA entwickelte sich rasch eine Richtung der Verhaltenstherapie, die sich kognitive Verhaltenstherapie nennt. Die Wissenschaftler innerhalb dieser Richtung haben einzelne relevante Bereiche dargestellt und diskutiert, zum Beispiel die Bedeutung der Überzeugung (Mahoney, 1974), die Techniken

und Grundannahmen der verdeckten Sensibilisierung, der verdeckten Belohnung, verdeckten Löschung (Cautel, 1966). Es wurden verschiedene Experimente durchgeführt, in denen bestimmte Vorgehensweisen überprüft wurden. Während sich die amerikanischen Wissenschaftler mehr mit wissenschaftstheoretischen und methodologischen Fragen befaßt haben, war es mein vordringliches Ziel, ein pragmatisches Modell aufzubauen, das
a) eine ausreichende Analyse von kognitiven Strukturen und Verhaltensweisen, die mit einem Symptom zusammenhängen, ermöglichten. Weiter sind
b) aufgrund der Analyse entsprechende therapeutische Maßnahmen zu entwickeln, um die unerwünschte Symptomatik zu beseitigen,
c) analytische Modelle und die therapeutischen Maßnahmen so zu gestalten, daß sie eine chronische Stabilisierung des erwünschten Verhaltens ermöglichen.

Dies geschieht dann, wenn der konstituierende kognitive Faktor für das erwünschte Verhalten mit dem konstituierenden kognitiven Faktor des unerwünschten Verhaltens derart in Beziehung gebracht wird, daß die negativen Konsequenzen des unerwünschten Verhaltens und die positiven Konsequenzen des erwünschten Verhaltens neu bzw. intensiv erlebt werden, so daß daraus eine neue kognitive Struktur resultieren kann, die gleichzeitig ein übergeordneter verhaltenssteuernder kognitiver Faktor ist, der das erwünschte Verhalten steuert.

Im Entwurf des analytischen Modells sollten so wenig Begriffe wie möglich angewandt werden, da dieses Modell ja standardisiert für die Problemanalyse angewandt werden sollte. Ich ging zunächst von folgenden Grundannahmen aus:
1. Im menschlichen Denken und Verhalten bestehen bestimmte Grundannahmen, Glaubenssätze, Überzeugungen usw., die dynamisch entstanden sind und Verhaltensweisen, Bewertungen usw. in anderen Bereichen steuern und beeinflussen. Diese Faktoren nenne ich konstituierende kognitive Faktoren. Dabei impliziere ich eine bestimmte Hierarchie dieser Faktoren in ihrer verhaltenssteuernden Funktion. Zum Beispiel

kann ein Faktor das Rauchen positiv bewerten. Das Rauchen kann aber gehemmt sein von einem in der Hierarchie höher stehenden konstituierenden kognitiven Faktor.
2. Jedes Verhalten wird von sog. kognitiven Strukturen beeinflußt und gesteuert. Kognitive Strukturen bewerten z.B. Reize und die Konsequenzen des Verhaltens. Nun sind die meisten Bewertungen widersprüchlich. Es gibt eine These und eine Antithese. Die Synthese nenne ich "resultierende kognitive Struktur". Solche kognitiven Strukturen hängen häufig mit manifestem Verhalten zusammen. Auch bestimmte Verhaltensbereiche (z.B. Verhalten auf Streßsituationen, das Rauchen oder Eßverhalten) werden häufig durch existente kognitive Strukturen verknüpft. Solche kognitiven Strukturen nenne ich "gekoppelte kognitive Strukturen". Solche gekoppelten kognitiven Strukturen kommen beispielsweise in der Vorstellung vor: "Gegen starken Streß hilft viel Essen und Rauchen". Gekoppelte kognitive Strukturen sind erlernt und sie können durch Anwendung adäquater Methoden verlernt werden. In diesem Fall spreche ich von der "Entkoppelung kognitiver Strukturen".
3. Verschiedene kognitive Strukturen aus verschiedenen Bereichen sind in sogenannten "kognitiven Komplexen" organisiert. Resultierende kognitive Strukturen fungieren auf verschiedenen Ebenen als das Verhalten konstituierende kognitive Strukturen. Beispielsweise kann ein Bewertungssystem in bestimmten Situationen das Rauchverhalten mitbedingen, während in einer anderen Situation eine andere Aktivität viel wichtiger erscheint, so daß das Rauchen in den Hintergrund tritt. Die hierarchische Organisation der konstituierenden kognitiven Faktoren auf das Verhalten bestimmt im Endeffekt das "kognitive Selbstkonzept", das mit der bewußten Wahrnehmung der eigenen Individualität zusammenhängt.
4. In jeder therapeutischen Situation ist es möglich, eine erwünschte und eine unerwünschte Verhaltensweise zu definieren. Die erwünschte Verhaltensweise hängt immer mit objektiven Vorteilen für das Individuum zusammen, während die unerwünschte Verhaltensweise schädlich ist. Nur wenn

diese Definition möglich ist, ist eine Therapie moralisch und ethisch zu verantworten.

5. Häufig sind unerwünschte Verhaltensweisen von konstituierenden kognitiven Faktoren gesteuert, die im Widerspruch stehen mit den Faktoren, die auf hierarchisch höherer Ebene stehen, wobei diese Problematik aber der Einsicht und somit der kognitiven Selbstkontrolle entzogen ist. Ziel der Therapie ist es, in der Hierarchie des Selbstkonzeptes hochstehende kognitive Faktoren für das erwünschte Verhalten zu engagieren.

In jeder Einzelbehandlung wird zunächst eine standardisierte Analyse durchgeführt, danach wird der Therapieplan aufgestellt, die therapeutischen Methoden werden bestimmt, der therapeutische Verlauf registriert. Zum Abschluß wird die Nachuntersuchung durchgeführt (z.B. wird ein Fragebogen eingesetzt, der auch schon vor dem Therapiebeginn verwendet wurde). Die standardisierte Analyse muß folgende Punkte beantworten bzw. definieren:

1a) Definition des unerwünschten Verhaltens

1b) Definition des erwünschten Verhaltens

2a) Kognitive Strukturen, die mit unerwünschtem Verhalten zusammenhängen

2b) Kognitive Strukturen, die mit erwünschtem Verhalten zusammenhängen

3a) Spezifisch gekoppelte kognitive Strukturen, die mit unerwünschtem Verhalten zusammenhängen

3b) Spezifisch gekoppelte kognitive Strukturen, die mit erwünschtem Verhalten zusammenhängen

4a) Konstituierende kognitive Faktoren, die das unerwünschte Verhalten beeinflussen (resultierende kognitive Strukturen)

4b) Konstitutierende kognitive Strukturen, die das erwünschte Verhalten beeinflussen

Der Therapieplan muß folgendes berücksichtigen:
Gemeinsamer (von Therapeut und Therapieempfänger ausgearbeiteter) Entwurf der kognitiven Umorganisation des kognitiven Selbstkonzeptes, der folgendes beinhaltet:
a) Vorschlag für die Bildung neuer, kognitiver Strukturen (z.B. Reizbewertungen, Bewertungen der Konsequenzen des Verhaltens usw.).
b) Vorschlag für Inaktivierung bestehender kognitiver Strukturen, die mit dem unerwünschten Verhalten zusammenhängen.
c) Vorschlag für die Entkoppelung von kognitiven Strukturen, die das unerwünschte Verhalten motivieren.
d) Vorschlag für die Neukoppelung kognitiver Strukturen, die das erwünschte Verhalten motivieren.
e) Vorschlag für die Inaktivierung konstituierender kognitiver Faktoren, die das unerwünschte Verhalten beeinflussen.
f) Vorschlag für die Neubildung von hierarchisch höherstehenden konstituierenden kognitiven Faktoren für das erwünschte Verhalten, indem resultierende kognitive Strukturen neu gebildet und im erwähnten Faktor stabilisiert werden.

Für die Auswahl der Methode ist sowohl die Problematik wie die subjektive Affinität des Therapieempfängers relevant. Grundsätzlich steht das kooperative Suggestionstraining, die kognitive Selbstkontrolle, die Sozialbetreuung und das kognitive Einsichtstraining zur Verfügung.

Im Laufe der therapeutischen Kommunikation wird die Wirksamkeit der einzelnen therapeutischen Maßnahmen überprüft, neue effektive Motivationen gesucht, neue Faktoren für die verdeckte Sensibilisierung, verdeckte Belohnung usw. definiert. Die therapeutische Kommunikation ist als kreative Zusammenarbeit zwischen Therapeut und Therapieempfänger gedacht. In Nachuntersuchungen soll geprüft werden, ob sich das erwünschte Verhalten eingestellt und im Lauf der Zeit stabilisiert hat. Die Hypothese ist, daß sich das erwünschte Verhalten dann stabilisieren wird, wenn es von einem übergeordneten, das Verhalten konstituierenden kognitiven Faktor gesteuert wird. Das ist die Bedingung, daß die Auslöser der Reize für das unerwünschte Verhalten unter die kognitive Kontrolle kommen.

3. Falldarstellungen

Zur Illustration sollen mehrere Falldarstellungen aus der experimentellen Therapie angeführt werden. Diese Fälle sind charakteristisch für alle unsere durchgeführten Therapien.

1. Fall:

Herr H., 40 Jahre alt, raucht seit zwanzig Jahren zwischen 50 und 60 Zigaretten pro Tag. Das erwünschte Verhalten ist, nicht mehr zu rauchen. Mit dem erwünschten Verhalten hängen folgende kognitive Strukturen zusammen: Rauchen macht Lungenkrebs, ich bin jetzt in den Jahren, in denen man auf die Gesundheit achten muß, ich nehme erste Anzeichen wahr, die auf gesundheitliche Schäden schließen lassen, z.B. chronischen Husten. Mit dem unerwünschten Verhalten hängen folgende kognitive Strukturen zusammen: Wenn ich rauche, kann ich geselliger sein, Rauchen löst nervöse Spannungen. Mit dem erwünschten Verhalten werden folgende kognitive Strukturen gekoppelt: Rauchen macht Lungenkrebs, Rauchen hängt mit meinen Gesundheitsschäden zusammen, während mit dem unerwünschten Verhalten besonders die Vorstellung von Rauchen als Bedingung für Geselligkeit gekoppelt ist. Die angenommene Bedingung für Geselligkeit in Form des Rauchens ist der konstituierende kognitive Faktor, der das unerwünschte Verhalten beeinflußt. Die angenommene gesundheitsschädliche Wirkung des Rauchens ist der konstituierende kognitive Faktor, der das erwünschte Verhalten beeinflußt.

Hypothetisch wird davon ausgegangen, daß der konstituierende kognitive Faktor, der das erwünschte Verhalten beeinflußt, im kognitiven Selbstkonzept zwar wahrgenommen wird, aber noch nicht verhaltenswirksam geworden ist, d.h., seine positiven Konsequenzen wurden noch nicht individuell erfahren, während die negativen Konsequenzen des konstituierenden kognitiven Faktors für das unerwünschte Verhalten ebenso nicht erfahren wurden.

Von daher wurde im Therapieplan folgendes vorgeschlagen:
Die konstituierenden kognitiven Faktoren für das erwünschte
und unerwünschte Verhalten müssen in der Therapie in Beziehung
gebracht werden, wobei die negativen Konsequenzen des unerwünschten Verhaltens und die positiven Konsequenzen des erwünschten Verhaltens erlebt werden und somit eine neue resultierende kognitive Struktur ermöglichen sollen, die das Rauchen negativ bewertet und die Stabilisierung eines übergeordneten konstituierenden kognitiven Faktors ermöglicht. Diese Maßnahme impliziert die Entkoppelung von kognitiven Strukturen, die mit dem unerwünschten Verhalten zusammenhängen und die Neukoppelung von kognitiven Strukturen, die mit dem erwünschten Verhalten zusammenhängen. Zwischen Herrn H. und dem Therapeuten wurde eine Vereinbarung getroffen, das kooperative Suggestionstraining einzusetzen. Damit war die erste Stunde beendet.

In der zweiten Stunde wurde zunächst allgemeine Entspannung suggeriert, indem Wohlempfinden, tiefes Atmen, Müdigkeit usw. suggeriert wurden. Danach wurde die Möglichkeit der Selbststeuerung angedeutet, d.h., es wurde gesagt, daß sich Herr H. in Zukunft selbst entspannen könne. Dem Zigarettenrauchen gegenüber wurde zunächst eine neutrale Haltung vermittelt. Dann wurde die suggestive Entspannung vertieft. Müdigkeit und starkes Schlafbedürfnis wurden suggeriert, während die Aufmerksamkeit des Bewußtseins auf die sprachliche Empfänglichkeit und vorgestellte Erlebnisfähigkeit gesteuert wurde. Herr H. mußte sich das Zigarettenrauchen intensiv vorstellen und gleich danach als unmittelbare Konsequenz einen starken Hustenreiz und die Entwicklung eines Lungenkrebses. Dabei wurde ihm suggeriert, daß er durch den Lungenkrebs Beklemmungen in der Atmung bekomme, daß sich in seiner Lunge Fäulnismassen bildeten, die ihm sehr unangenehm seien. Im Anschluß wurde die angenehme Entspannung suggeriert. Diese wurde als Folge des Nichtrauchens dargestellt. Danach mußte sich Herr H. auf das Nichtrauchen konzentrieren und sich eine negative Haltung gegenüber der Zigarette vorstellen. Danach wurde ein angenehmes Gefühl von Gesundheit, tiefer Atmung usw.

vermittelt. Zu Ende der Sitzung wurde außerdem eine neue kognitive Bewertung vermittelt: Nichtrauchen sei für ihn äußerst wichtig, rufe angenehme Gefühle hervor und stärke seine Selbststeuerung, während Rauchen mit Hustenreiz, Beklemmung der Atmung und der intensiv erlebten Vorstellung über die Krebserkrankung zusammenhänge. Damit war die zweite Stunde beendet.

In der dritten Stunde berichtete Herr H., daß es ihm bei der Vorstellung an das Rauchen übel werde, daß er aber in bestimmten Situationen, in denen Geselligkeit vorherrsche, trotzdem rauchen müsse. Es wurde dann die Vorstellung von Geselligkeit suggeriert und angedeutet, daß dies mit dem Rauchen nichts zu tun habe. Danach wurde die Vorstellung von Rauchen suggeriert und diese wieder mit Lungenkrebs, Nervosität usw. in Verbindung gebracht.

In der vierten Stunde berichtet Herr H., daß er wesentlich weniger rauche als in der vorausgegangenen Woche, und daß ihm der Gedanke an seine Gesundheit wesentlich wichtiger sei als das Rauchbedürfnis.

Die nächsten zwei Sitzungen sind stereotyp abgelaufen, nach dem Modell der ersten Sitzung. Nach der Beendigung der Therapie rauchte Herr H. nicht mehr, ebenso wie nach eineinhalb Jahren (was durch die Nachuntersuchung festgestellt wurde).

In diesem Fall wurden durch die Anwendung des Suggestionstrainings hauptsächlich drei Methoden aus der kognitiven Verhaltenstherapie angewandt, die alle von Cautela entwickelt wurden: Verdeckte Sensibilisierung, verdeckte Belohnung und verdeckte Löschung. Diese Methoden wurden aber im Unterschied zur Anwendung von Cautela und anderer Wissenschaftler hier an einem komplexen Verhaltensmodell orientiert. Das letzte Ziel war die Stabilisierung einer übergeordneten verhaltenskonstituierenden kognitiven Struktur als Resultante der kognitiven Strukturen, die ursprünglich mit dem erwünschten bzw. unerwünschten Verhalten zusammenhingen. Die Bedingung dafür war, daß die Konsequenzen des unerwünschten Verhaltens nega-

tiv erlebt wurden , während die Konsequenzen des erwünschten
Verhaltens positiv erlebt wurden. Dabei konnte der neue kognitive Faktor ins kognitive Selbstkonzept integriert werden
und die Reizauslöser für das Rauchen kontrollieren. Hypothese
und Methode waren adäquat, das beweist die Aufgabe der Rauchgewohnheit. Der geschilderte Fall ist einer von 119 absolut
erfolgreich therapierten Personen aus einer Gruppe von 140
starken Rauchern.

2. Fall:

Frau T., 45 Jahre alt, 1,62 m groß, wog 89 kg und litt die
letzten sieben Jahre unter Fettsucht. Sie möchte gern abnehmen, weiß aber nicht, auf welche Weise. Das erwünschte Verhalten ist: Abzunehmen und das Normalgewicht zu erreichen,
während das unerwünschte Verhalten der jetzige Zustand oder
gar weitere Gewichtszunahme ist. Folgende kognitive Strukturen hängen mit dem unerwünschten Verhalten zusammen: "Ich
bin häufig einsam, dann muß ich essen, Essen beruhigt die
Nerven und ist gut gegen Langeweile, Essen stärkt den Organismus, wenn er gefühlsmäßig unter Streß steht, Essen gibt
mir eine seelische Befriedigung, wenn mir diese anderswo
fehlt". Diese kognitiven Strukturen hängen mit folgender
Situationsbewertung zusammen: "Mein Mann läßt mich viel allein, das Essen brauche ich als Ersatzbefriedigung". Damit
sind wir bei der Definition der gekoppelten kognitiven Struktur angelangt, die mit dem unerwünschten Verhalten zusammenhängt: Die Situation des Alleinseins wird in der Bewertung
mit der bewerteten wohltuenden Funktion des Essens gekoppelt.
Diese gekoppelte kognitive Struktur fungiert auch zum Teil
als konstituierender kognitiver Faktor, der das übermäßige
Essen beeinflußt. Folgende kognitive Strukturen sprechen für
das erwünschte Verhalten: "So dick ist man eben nicht so
schön wie früher, ein dicker Mensch ist nicht beweglich, ein
dicker Mensch wird eher krank als ein schlanker, obwohl die
Nahrung kurzfristig Befriedigung bringt". Die Analyse zeigt,
daß kognitive Strukturen vorhanden sind, die Krankheit, Unbe-
weglichkeit und Dicksein in Verbindung bringen. Aus dieser

Beziehung könnte ein konstituierender kognitiver Faktor entstehen, der das erwünschte Verhalten aufrechterhält. Die Ausgangsposition scheint jedoch die zu sein, daß der konstituierende kognitive Faktor, der mit dem unerwünschten Verhalten zusammenhängt, das übermäßige Essen motiviert und beeinflußt. Für den Entwurf des Therapieplanes ging ich von folgenden analytischen Voraussetzungen aus: Es muß

a) ein neuer verhaltenswirksamer konstituierender kognitiver Faktor definiert werden, der das erwünschte Verhalten beeinflußt und,

b) dieser neu definierte Faktor muß mit dem kognitiven Faktor, der das unerwünschte Verhalten aufrechterhält, in Beziehung gebracht werden, so daß die negative Konsequenz des unerwünschten Verhaltens und die positive Konsequenz des erwünschten Verhaltens unmittelbar erlebt werden,

c) der neu definierte konstituierende kognitive Faktor für das erwünschte Verhalten muß im kognitiven Selbstkonzept derart stabilisiert werden, daß eine kognitive Kontrolle der auslösenden Reize für das unerwünschte Verhalten möglich wird.

Gemeinsam mit Frau T. wurde der Therapieplan inhaltlich und formal besprochen. Als Methoden wurden das kooperative Suggestionstraining und die kognitive Selbstkontrolle gewählt. Zunächst wurde der neue konstituierende kognitive Faktor gemeinsam definiert: Das Gefühl des Gesundseins, der Beweglichkeit, des guten Aussehens, der Aktivität, der gesteigerten sexuellen Empfindsamkeit, der Bereitschaft, mit anderen Menschen zu kommunizieren, sollten im therapeutischen Training mit dem erwünschten Verhalten gekoppelt werden. Damit war die erste Stunde beendet.

Die zweite Stunde begann mit dem kooperativen Suggestionstraining. Zuerst wurde eine allgemeine Entspannung suggeriert: "Sie schalten von allen Denkeinflüssen ab und fühlen sich sehr wohl". Danach wurde die Möglichkeit der Selbststeuerung, Selbstbeeinflussung angedeutet: "Sie können den Zustand der Ruhe und Entspannung in Zukunft immer selbst erreichen". Danach wurde dem vermehrten Essen gegenüber eine neutrale Haltung vermittelt: "Das übermäßige Essen wird Ihnen zunehmend gleichgültiger, der Anblick von Süßigkeiten, Kuchen und fettreicher Nahrung reizt Sie überhaupt nicht". Die suggestive Entspannung wurde dann vertieft und die Aufmerksamkeit auf die sprachliche Empfänglichkeit verstärkt: "Sie fühlen sich äußerst wohl und nehmen jeden Satz wahr". In diesem Zustand mußte sich Frau T. das unerwünschte Verhalten vorstellen (übermäßiges Essen). Danach wurden die befürchteten unangenehmen Konsequenzen suggeriert "Sie fühlen sich krank, der Blutzucker steigt, Ihnen wird schwindlig, das Fett überschwemmt Ihren Organismus, Sie werden zunehmend unattraktiv usw.". Im Anschluß daran wurde wieder angenehme Entspannung suggeriert, die in Gegensatz zum unerwünschten Verhalten und in Verbindung mit dem erwünschten Verhalten gebracht wurde. "Sie werden immer ruhiger und entspannter, Sie fühlen sich sehr wohl, wenn Sie daran denken, nicht viel zu essen". Danach mußte sich Frau T. vorstellen, daß sie tagelang sehr wenig ißt. Dieser Zustand wurde mit positiv bewerteten Vorstellungen suggeriert: "Ihr Körper wird immer schlanker, Sie fühlen sich wohl und gesund". Das "Wenig essen" wird schließlich als Bedingung für das Wohlempfinden und die Selbstbeherrschung dargestellt, während das "Viel essen" mit Krankheit und schlechtem Aussehen verbunden wird. Es wird schließlich ein Wenn-Dann-Programm vermittelt: "Immer, wenn Sie viel essen, fühlen Sie sich unwohl - Immer, wenn Sie die Möglichkeit haben, viel zu essen und dies nicht tun, fühlen Sie sich wohl". Die Sitzung dauerte eine Stunde.

In der dritten Stunde berichtete Frau T., daß sie sich in der letzten Woche sehr wohl gefühlt habe und sehr stolz gewesen sei, weniger gegessen zu haben, Sie glaubt, ein Kilo abgenommen zu haben, und das ist für sie angenehm. Dieses Verhalten belohnte ich durch verbale Äußerung: "Sehr gut" und teilte Frau T. mit, daß wir ihre Erfolge weiter mit der kognitiven Selbstkontrolle stabilisieren müßten. Zunächst wurde Frau T. erklärt, was kognitive Selbstkontrolle ist und wie sie funktioniert. Danach bekam sie die Aufgabe, jeden Morgen vor dem Aufstehen sich das erwünschte Verhalten vorzustellen und dies mit Schlankheit in Beziehung zu bringen. Dabei soll sie sich ihren schlanken, begehrten Körper vorstellen, bevor sie dick wurde und dies gedanklich mit "wenig essen" in Verbindung bringen. Danach soll sie sich ihren fettleibigen Körper vorstellen, ihn negativ bewerten, sich damit unattraktiv empfinden und diesen Zustand mit "viel essen" gedanklich in Verbindung bringen. Vor jeder Mahlzeit soll sie sich fette und kohlehydratreiche Nahrung vorstellen und diese mit körperlichem Unwohlsein und seelischer Unsicherheit in Verbindung bringen. Frau T. hat sich jeden Satz aufgeschrieben und großes Interesse an diesen Übungen gezeigt.

In der nächsten Stunde berichtete Frau T., daß die Übung sehr gut geklappt habe, obwohl sie mehrmals rückfällig geworden sei. Danach habe sie aber Blähungen bekommen und ein ungutes Gefühl. Sofort bekam Frau T. die Aufgabe, sich die Blähungen und das ungute Gefühl vor jeder Nahrungsaufnahme vorzustellen. Die Stunde endete mit einer Übung des kooperativen Suggestionstrainings wie oben beschrieben.

In den nächsten Stunden bis zum Therapieabschluß (drei Monate lang, eine Stunde wöchentlich) berichtete Frau T. begeistert von ihren Erfolgen und von ihrer großen Freude, die sie empfand, wenn sie sich tagtäglich auf die Waage stellte und bemerkte, daß sie abgenommen hatte. Sie berichtete z.B. auch von anderen positiven Erlebnissen, die sie mit dem Erfolg, weniger zu essen, in Verbindung bringt: der Mann hat sie respektvoll anerkannt, die Nachbarn haben sie bewundert, sie wurde viel aktiver, fühlt sich gesundheitlich besser und von Menschen mehr erotisch begehrt. Nach solchen Berichten kam die Anleitung, sich diese Erlebnisse immer vor dem Essen vorzustellen und das übermäßige Essen dementsprechend zu bewerten. Im Laufe der Therapie berichtete Frau T. ab und zu über ganz schwierige Situationen, in denen sie besonderen Appetit zeigte. Sofort wurden diese Situationen mit negativen Konsequenzen assoziiert, über die Frau T. vorher berichtete. Zum Abschluß wurde der Fragebogen zur Überprüfung des therapeutischen Erfolges vorgelegt, in dem zum Ausdruck kam, daß sich Frau T. wesentlich weniger hoffnungslos fühlte, daß ihr Ver-

halten zielorientierter war, daß sie mehr Selbstvertrauen
und Selbstakzeptierung hatte. Ihre Fähigkeit zur Selbstbeeinflussung in anderen Verhaltensbereichen stieg. Ihre physische
und psychische Symptomatik verringerte sich in den letzten
drei Monaten. Sie fühlte sich genußfähiger in Berührung mit
anderen Menschen und machte sich weniger Selbstvorwürfe.
Ihre Gefühle und Bedürfnisse konnte sie im sozialen Rahmen
besser äußern, sie hatte Erfolgserlebnisse im Umgang mit
anderen Menschen, die sie am Anfang der Therapie nicht hatte.
Ihr Vertrauen in nahestehenden Personen wuchs, ebenso die
Äußerung emotional-erotischer Bedürfnisse. Während der Therapie nahm die Patientin 11 kg ab, sie wurde in regelmäßigen
Abständen von 3 Monaten, 6 Monaten, einem Jahr und eineinhalb Jahre nach der Therapie nachuntersucht. Ihr Gewicht hat
sich in diesen Abständen regelmäßig verringert. Eineinhalb
Jahre nach der Therapie wog sie 56 kg. Auch die oben erwähnten Verhaltensweisen haben sich stabilisiert, obwohl ihre
sozialen Probleme, besonders das entziehende Verhalten ihres
Mannes, relativ unbeeinflußt blieben. Sie selbst fand einen
Freund, mit dem sie eine sehr befriedigende sexuelle Beziehung einging. "Das hätte ich mir früher nie zugetraut", war
der letzte Satz in unserer therapeutischen Zusammenarbeit.

3. Fall:

Frau S., 44 Jahre alt, leidet seit sieben Jahren unter immer
wiederkehrender Hoffnungslosigkeit und Niedergeschlagenheit.
Drei Ereignisse sind dabei von zentraler Bedeutung: Vor sieben Jahren trennte sie sich von ihrem Freund, mit dem sie 14
Jahre zusammengelebt hatte, und der plötzlich zu einer anderen Frau gezogen war. Das war für sie ein so schweres Erlebnis, daß sie seither nicht mehr ohne Verwendung von Schlafmitteln schlafen konnte. Ein zusätzlicher harter Schlag war
der Tod ihrer Mutter vor fünf Jahren ("Verlust meines letzten Haltes")! Vor drei Jahren wurde sie arbeitslos, und das
war der allerletzte Schlag. Seither traut sie sich nichts
mehr zu, schließt sich am liebsten im Zimmer ein und weint
tagelang. In der Zwischenzeit ist sie sehr dick geworden

und sieht mindestens zehn Jahre älter aus als sie wirklich
ist. Die einzige soziale Beziehung verläuft über ihre Freundin, die sie ab und zu zum Essen mitnimmt, und die ihr gerne
helfen möchte, aber nicht weiß, wie.

In der ersten Stunde wurde ein Gespräch geführt, in dem es
möglich war, das erwünschte und das unerwünschte Verhalten
gemeinsam zu definieren und die kognitiven Strukturen, die
mit der einen oder anderen Verhaltensweise zusammenhängen,
zu identifizieren. Das unerwünschte Verhalten war der Zustand der chronischen Hoffnungslosigkeit und Niedergeschlagenheit. Das erwünschte Verhalten war die Aufhebung dieses
Zustandes, gekoppelt mit der Fähigkeit nach mehr Selbstvertrauen, Unternehmungslust und einer angemessenen Bedürfnisäußerung und -befriedigung. Folgende kognitive Strukturen
hängen mit dem unerwünschten Verhalten zusammen: "Ich war
im Elternhaus nicht sehr geliebt und mein Freund war der erste, der mich anerkannte. Deswegen verdanke ich ihm sehr
viel. Als er mich sitzengelassen hat, deutete ich das als
letzten Beweis, daß ich nichts wert bin. Aus diesem Grund
traue ich mir nicht, Gefühle zu äußern oder Forderungen zu
stellen". Der Tod der Mutter hat keine besonders belastenden kognitiven Strukturen hervorgerufen, er bedeutete eher
den Verlust eines letzten Kommunikationspartners im privaten
Leben. Auch der Verlust des Arbeitsplatzes war eher ersehnt
als befürchtet. Die erstangeführte kognitive Struktur wurde
als Hauptursache für den Zustand angesehen. Sie stellt den
konstituierenden kognitiven Faktor für das unerwünschte Verhalten dar. Das erwünschte Verhalten wurde in keiner empirisch erfaßbaren, also verbal geäußerten kognitiven Struktur
unterstützt. Die Aufgabe des Therapeuten war es, durch Intuition und Kreativität einen verhaltenswirksamen konstituierenden kognitiven Faktor vorzuschlagen, der eine Chance hatte,
in das kognitive Selbstkonzept integriert zu werden und somit das erwünschte Verhalten zu unterstützen.

Die Frau war dunkelhaarig, 1,75 m groß und sah markant aus,
mit etwas männlichen Zügen. Sie wog 78 kg. Noch in der ersten
Stunde habe ich vorgeschlagen, daß wir gemeinsam ein erstre-

benswertes Verhaltensmotiv finden, das ihr Verhalten in positiver Richtung steuern könnte. Sie war damit einverstanden, konnte aber selbst nichts vorschlagen. Ich stellte ihr die Aufgabe, sich selbst und ihre Wirkung auf andere Leute zu beschreiben. Dabei stellte sich heraus, daß sie diese Faktoren nie wahrgenommen hatte und sich selbst als uninteressant und unfähig beschrieb. Dann habe ich sie beschrieben, wie ich sie sehe: Groß, markant und interessant. Sie habe eine positive Ausstrahlung, die allerdings sehr gehemmt sei. Außerdem müsse sie für ihre optimale Wirkung mindestens 15 kg abnehmen. In der ersten Stunde wurde ihr 10 Minuten lang über die kognitive Verhaltenstherapie berichtet und erklärt, daß die Menschen andere Personen und sich selbst bewerten und auf diese Bewertungen reagieren. Von daher könne das Verhalten ihres Freundes von anderen Problemen bestimmt gewesen sein, die mit ihrer Person eigentlich nichts zu tun haben müßte. Zum Schluß der ersten Sitzung, die zweieinhalb Stunden dauerte, wurden die beabsichtigten therapeutischen Maßnahmen festgelegt - das kooperative Suggestionstraining, die kognitive Selbstkontrolle - das Einsichtstraining und die Sozialbetreuung. In der Sozialbetreuung wurde vereinbart, daß sie mit einer jungen Frau und einem jungen Mann aus unserem Forschungsteam einmal in der Woche ausgehen und sich mit ihnen unterhalten sollte. Die Sozialbetreuer wurden beauftragt, emotional freundlich und herzlich zu kommunizieren und jede Äußerung des Selbstwertgefühles zu belohnen und die Konsequenzen verbal zu präsentieren. Wenn Frau S. in einem Zusammentreffen besonders häufig positives Selbstwertgefühl geäußert hatte, wurden ihr vom Therapeuten oder von den Sozialbetreuern zusätzliche Zusammentreffen, nach denen sie sich sehr gesehnt hatte, versprochen.

In der zweiten Sitzung wurde Frau S. mit dem kooperativen Suggestionstraining behandelt. Vorher hatte sie ihren Freund beschrieben und wie sie ihn empfand: Groß, gutmütig, großzügig, wobei sie die Trennung als schmerzlich wie ein Messer im Herz empfand. Danach wurde die übliche Reihenfolge der hypnotischen Entspannung geübt. Bei Frau S. wurde die gekoppelte Bewertung von idealisierter Bewertung des Freundes

und geringer Selbstbewertung beeinflußt bzw. entkoppelt:
"Wenn Sie an Ihren Freund denken, haben Sie ein sehr angenehmes Gefühl und können sich selbst akzeptieren. Sie können sich akzeptieren, auch wenn Sie an andere Menschen denken. Sie sind schön, groß und wirken auf Menschen sehr positiv. Sie haben viel Mut und einen großen Willen, sich immer mehr zu erkennen und positiv auf andere Menschen auszustrahlen".
Danach kam, wie im vorigen Fall beschrieben, die Beeinflussung der übermäßigen Eßgewohnheit, wobei das "zuviel essen" mit der Hoffnungslosigkeit verbunden wurde und das "wenig essen" mit Ausstrahlung, Selbstakzeptierung und positivem erotischen Empfinden verbunden wurde. Frau S. fühlte sich sehr wohl in dem Zustand der hypnotischen Entspannung. Zum Ende der Sitzung wurde die kognitive Selbstkontrolle eingeleitet. Frau S. bekam die Aufgabe, sich ihre erwünschte schlanke Linie vorzustellen und diese mit "wenig essen" in Verbindung zu bringen.

In den nächsten Sitzungen wurde die kognitive Selbstkontrolle auf den erwünschten emotionalen Zustand ausgeweitet. Nach der dritten Sitzung äußerte Frau S. positive emotionale Veränderungen, sie hatte große Freude, sich selbst zu entdecken und ihr "utopisches Bild" zu entwerfen. Sie ging auch schon selbständig in ein Lokal, hatte allerdings große Angst, mit einem Herrn ein Gespräch zu beginnen. Daraufhin folgte wieder eine hypnotische Sitzung, in der sie sich die Männer als angenehm, zugänglich und selbst mit Schwierigkeiten belastet vorstellen mußte. Dabei wurde ihr suggeriert, auf diese Vorstellung enthemmt zu reagieren und die positiven Konsequenzen wahrzunehmen. Sie wurde gegen Mißerfolg immunisiert: "Wenn ich einen Mann anspreche, und er abweisend ist, dann ist mir das egal und es reizt mich, einen anderen anzusprechen."

Zu Beginn der nächsten Sitzungen wurde das Einsichtstraining eingeführt, in dem die erwünschten kognitiven Strukturen belohnt, und den unerwünschten Strukturen die negativen Konsequenzen verbal entgegengehalten wurden. Wenn Frau S. sagte: "Heute nacht mußte ich wieder fürchterlich weinen, als ich dachte, daß mein Freund mich sitzengelassen hat", wurde vom Therapeuten erwidert: "Das tun Sie schon jahrelang, wobei dieses Verhalten Ihren gesundheitlichen Zustand ruiniert und Ihrer Selbstverwirklichung entgegensteht". Wenn Frau S. aber äußerte: "Gestern habe ich mich vor dem Spiegel angesehen und ich freue mich sehr, daß ich 6 kg abgenommen habe", dann wurde das mit der zusammenfassenden Äußerung des Therapeuten belohnt: "Das sehen auch andere Leute und Sie werden nicht nur körperlich sympathischer, auch Ihr starker Wille und Ihre positiv veränderte Gefühlswelt strahlen positiv auf andere Menschen aus".

In der siebten Stunde berichtete Frau S., daß sich ihre Träume sehr positiv verändert hätten: Während sie vorher immer geträumt habe, daß sie von niemanden beachtet werde, träumte sie in der letzten Woche, daß sie auf einer Tanzparty in einem langen schwarzen Kleid gestanden und sehr begehrt gewesen sei.

In der neunten Stunde äußerte sich Frau S. über ihre Sexualität. Sie habe in den letzten sieben Jahren keinen Geschlechtsverkehr und keinerlei Art von Sexualpraktiken ausgeübt. Jetzt würde sie onanieren und Interesse haben, einen Freund zu finden. Mit den Sozialbetreuern hat sie sich sehr nett fünfmal getroffen, sagte aber dann selbst ab mit der Begründung, daß ihr die kognitive Selbstkontrolle durchaus ausreichen würde. Nach der zehnten Stunde hatte ich den Eindruck, daß Frau S. ausreichend ihr Eßverhalten und ihre Emotionalität unter Kontrolle hatte. Verschiedentliche Nachuntersuchungen, die letzte eineinhalb Jahre nach der Therapie, erwiesen, daß die chronische Hoffnungslosigkeit und Niedergeschlagenheit ganz aufgehört hatten. Überraschenderweise zog sie mit einer Freundin zusammen und nahm lesbische Beziehungen auf. Die Initiative ergriff sie selbst, was ohne kognitive Selbstkontrolle, wie sie selbst sagt, bei ihr nicht möglich gewesen wäre. Auch die frühere Freundin bestätigte, daß die Hoffnungslosigkeit nicht mehr vorhanden war, daß das Verhalten zielorientierter wurde, daß Selbstakzeptierung und Selbstvertrauen enorm stiegen, sowie die Fähigkeit zur Selbstbeeinflussung. Sie wog 61,5 kg. Frau S. hatte Erfolgserlebnisse im Umgang mit anderen Menschen und konnte ihre emotional-erotischen Bedürfnisse mehr äußern als zuvor. Der hauptsächliche therapeutische Erfolg war wahrscheinlich der, daß Frau S. gelernt hatte, ihre eigenen kognitiven Strukturen zu analysieren und im kognitiven Selbsttraining sowie in der vermittelten Fähigkeit zur Selbsthypnose eine Reizumbewertung in Richtung erwünschtes Verhalten zu erreichen. Die Beobachtung ergab, daß Frau S. nach der Therapie viel mehr Selbstsicherheit ausstrahlte. Obwohl keine emotionale Äußerung trainiert wurde, wurde über die Enthemmung störender kognitiver Strukturen und die Reizumbewertung ein ungeheurer emotionaler Fortschritt erzielt. Der wichtigste therapeutische Einfluß wurde über die Neubewertung der eigenen Person und der Ereignisse mit ihrem Freund erzielt. Frau S. zeigte sich sehr analyse- und lernfähig, so daß sie die neu erlernten kognitiven Strukturen: Selbstvertrauen - sich selbst attraktiv finden usw. in ihr kognitives Selbstkonzept integrieren konnte.

4. Fall:

Herr B., 41 Jahre, leidet seit 11 Jahren am sogenannten "herzphobischen Symptom", auch Herzneurose genannt. Er bekommt in verschiedenen Situationen, besonders aber, wenn er allein ist und sich unter vielen fremden Menschen befindet, plötzlich ein Herzjagen mit Schweißausbrüchen und zitternden Gliedern, verbunden mit panischer Angst, das Herz könnte stillstehen oder er könnte Herzinfarkt haben. Das Herzjagen dauert meistens eine Stunde, in seiner Angst verlangt er meistens nach einem Arzt. Wenn dieser kommt, beruhigt sich das akute Symptom, die Angst vor einem neuen Anfall ist aber in den nächsten Tagen ganz besonders stark. Er meidet immer mehr symptomauslösende Situationen, geht von Arzt zu Arzt und ist seit vier Jahren arbeitslos. Er hatte eine langdauernde Psychoanalyse hinter sich und kann auch über das Ergebnis berichten: Er würde an sogenannten "Trennungsängsten" leiden. Er hätte eine besonders starke Bindung an seine Mutter und das Symptom sei kurz nach seiner Eheschließung entstanden. "Obwohl ich sehr viel wußte, mußte ich als nicht geheilt entlassen werden", sagt er.

In der ersten Stunde wurde ein freies Gespräch geführt, in dem das Verhältnis zu Eltern und Ehefrau angesprochen wurde. Es zeigte sich, daß Herr B. unter starkem Loyalitätskonflikt stand, er war einerseits seiner Mutter, andererseits seiner Frau emotional verpflichtet. Zu beiden zeigte er ambivalente Gefühle: "Ich kann es nie beiden recht machen. Wenn ich einer gegenüber Zuneigung zeige, dann verletze ich die andere. Ich habe Angst, meine Frau zu lieben. Wenn ich dies tue, habe ich fürchterliche Ängste und Schuldgefühle. Der Anfall kommt meistens nach dem Beischlaf mit meiner Frau". Nach diesem Gespräch konnte ich noch in der ersten Stunde das erwünschte und das unerwünschte Verhalten definieren: Erwünschtes Verhalten: Keine herzphobischen Anfälle in auslösenden Situationen. Unerwünschtes Verhalten: Die erlernte herzphobische Reaktion. Hypothetisch wurde davon ausgegangen, daß folgende kognitiven Strukturen mit dem unerwünschten Verhalten zusammenhingen: "Wenn ich meiner Frau Zuneigung zeige und mit ihr sexuellen Kontakt habe, bekomme ich große Ängste, weil ich damit meine Mutter verletze. Wenn ich meine Mutter verletze, werde ich von ihr verlassen sein und dann bekomme ich große Ängste. Das Gefühl des Verlassenseins entsteht besonders dann, wenn ich unter fremden Menschen bin". Diese Strukturen wurden auch als der konstituierende kognitive Faktor für das unerwünschte Verhalten angesehen. Für das erwünschte Verhalten bestanden keine Art kognitive Strukturen. Aus diesem Grund mußte der Therapeut Herrn B. kognitive Strukturen zur Neuvermittlung vorschlagen. Es wurde von der Annahme ausgegangen, daß das Symptom von gekoppelten Strukturen aufrecht erhalten wurde, das einen Zusammenhang zwischen der Bewertung der eigenen Sexualität, der Bewertung der Mutter und der Ehefrau implizierte. Es wurde vorgeschlagen, ein Bewertungsprogramm zu vermitteln, das eine strikte Trennung für die Bewertung der Mutter, der Ehefrau und der eigenen Person ermöglichen sollte. Dies sollte im kooperativen Suggestionstraining geschehen. Diesem Ziel konnte Herr B. voll zustimmen.

In der zweiten Sitzung wurde die hypnotische Entspannung, wie in den vorigen Fällen schon beschrieben, hervorgerufen. Dabei wurden folgende Verhaltensprogramme vermittelt: "Sie denken an Ihre Mutter, an Ihre Frau und an die Sexualität und verbinden sich mit diesen zwei Personen. Dabei empfinden Sie große Angst und Unlustgefühle. Nun fühlen Sie völlige Entspannung und Ruhe. Ihnen wird jetzt ein völlig neues Denkmodell vermittelt, das Ihnen ein sehr lustvolles Verhalten ermöglichen wird: Sie denken an Ihre Mutter. Ihre Mutter ist Ihnen angenehm und sympathisch. Sie umarmen Ihre Mutter und empfinden viel Liebe und Zuneigung. Obwohl Sie Ihre Mutter sehr gern haben, empfinden Sie sich als eine völlig eigenständige Person, die von den Erwartungen und Emotionen der Mutter nicht abhängt. Jetzt denken Sie an Ihre Ehefrau. Sie können Ihre Ehefrau sehr sympathisch finden, ohne vor der Mutter Angst zu haben. Sie empfinden große emotionale und sexuelle Sympathie für Ihre Ehefrau. Jeder Einfluß Ihrer Mutter wird in Ihrem Hirn verhindert. Immer, wenn Sie mit Ihrer Frau zusammen sind, haben Sie keine Schuldgefühle. Das ist ein Befehl, gegen den Sie sich nicht wehren können. Wenn Sie mit Ihrer Frau schlafen, fühlen Sie sich am nächsten Tag besonders wohl. Sie konzentrieren sich nun auf eine typische Situation, in der Sie bisher Herzanfälle hatten. Diese Reaktionen sind Vergangenheit: Immer, wenn Sie unter vielen Menschen sind, fühlen Sie sich wohl und entspannt. Sie können gleichzeitig Ihre Mutter und Ihre Frau anerkennen und lieben und fühlen sich von beiden geliebt. Die Hemmungen, die Ihre Mutter in Ihrem Hirn gelegt hat, sind somit gelöscht.

Zum Ende der zweiten Stunde wurde die kognitive Selbstkontrolle eingeübt. Der Therapieempfänger mußte sich eine enge Verknüpfung zwischen sich, seiner Mutter und seiner Ehefrau vorstellen und sich diese in enger Verknüpfung mit Angst vorstellen. Danach mußte er sich als selbständige Person vorstellen, die zwar die Mutter und Ehefrau liebt, aber sich von deren Erwartungen nicht unterkriegen läßt. Diese Vorstellung mußte er mit Entspannung, Wohlempfinden und Angstfreiheit in Beziehung bringen.

In der dritten Stunde berichtete Herr B. über eine angstfreie
Woche. Dieses Gefühl würde er seit Jahren nicht mehr kennen.
Außerdem berichtete er, daß er heftige Aggressionen auf seine Mutter empfunden habe mit so ausgeprägten Todeswünschen ihr
gegenüber, daß er einmal beinahe einen Wutanfall bekommen
hätte. Seiner Frau gegenüber empfand er in der Phantasie derartige sexuelle Erregung, daß er sich zum erstenmal emotional so etwas wie einen Orgasmus vorstellen konnte. Der Therapeut schlug ein Einsichtstraining in dieser Stunde vor. Herr
B. sollte zu diesen geäußerten Themen eine ganze Stunde lang
sprechen. Vorher sagte der Therapeut: "Unser therapeutisches
Ziel ist es nicht, daß Sie Ihrer Mutter gegenüber Wutausbrüche
bekommen, unser Ziel ist eine Versöhnung mit Ihrer Mutter, aus
der Sie selbst aber nicht als abhängiges, sondern völlig selb-
ständiges Wesen hervorgehen. Sie müssen lernen, daß Sie aus
bestimmten Gründen Ihre Mutter sehr lieben und aus anderen
Gründen hassen, aber auch, daß Ihre Mutter selbst in einer
unglücklichen Lage war und dafür keine Schuld trägt, daß Sie
sie sehr an sich gebunden hat. Es ist sehr gut, daß Sie Ihrer
Frau gegenüber sexuelle Erregung empfinden, weil Sie das gefühlsmäßig weiterbringt." Im Einsichtstraining äußerte Herr
B. ähnliche Gedanken und bekam vom Therapeuten die positiven
und negativen Konsequenzen verbal präsentiert. Wenn er z.B.
äußerte: "Ich liebe und hasse meine Mutter", dann antwortete
der Therapeut: "Diese Einsicht ist sehr realistisch". Wenn
vom Therapieempfänger aber geäußert wurde: "Ich habe Angst,
mit meiner Frau einen Orgasmus zu haben, weil mich dann die
Mutter verlassen wird", faßte der Therapeut zusammen: "Dies
ist eine unrichtige Denkverbindung, die muß in Ihrem Gehirn
gelöscht werden, was wir ja schon in der ersten Stunde getan
haben".

In den nächsten Stunden wurden systematisch die Hypnose und
die kognitive Selbstkontrolle für folgende Ziele eingesetzt:
a) Ermöglichung einer orgastischen Sexualität mit der Frau,
b) Aufbau einer positiven Verhaltensweise zur Mutter, ohne
    auf deren bindende Forderungen einzugehen.

Im therapeutischen Prozeß sollte folgender konstituierender kognitiver Faktor stabilisiert werden: "Mein Verhalten hängt nicht von den Erwartungen der Mutter oder der Ehefrau ab, und ich assoziiere Selbständigkeit mit Angstfreiheit".

In der letzten Stunde wurde noch einmal abschließend die Hypnose angewandt, in der der neu vermittelte konstituierende kognitive Faktor in kognitiven Zusammenhang mit dem alten, das Symptom hervorrufenden konstituierenden kognitiven Faktor gebracht wurde. Dabei wurden die positiven Konsequenzen der neuen Verhaltensweisen mit den negativen Konsequenzen der alten Verhaltensweisen in Beziehung gebracht und ein Wenn-Dann-Programm gelegt: Immer, wenn Sie mit Ihrer Mutter und Frau in Beziehung treten, werden Sie diese mögen, aber nicht von deren Erwartungen gesteuert sein. Herr B. hatte drei Monate, 6 Monate, ein Jahr und eineinhalb Jahre nach der Therapie kein einziges Symptom mehr aufgewiesen. In der Zwischenzeit berichtete er über regelmäßige Orgasmuserlebnisse mit seiner Frau und eine positive Beziehung zu seiner Mutter, die er in bestimmten Verhaltensweisen "umerziehen" mußte. Der Fragebogen zur Überprüfung des therapeutischen Erfolges zeigte, daß der Therapieempfänger auch in anderen, nicht-therapierten Bereichen wesentliche positive Veränderungen erfahren hat. Er wurde z.B. selbstsicher, konnte seine psychische und physische Symptomatik beeinflussen usw. Die kritischen und symptomauslösenden Situationen empfand er nunmehr als neutral oder eher angenehm.

4. Abschließende theoretische Reflexionen

Die dargestellte Therapie, die ja an großen Populationen so häufig wiederholt wurde, daß ihr Ergebnis statistisch gesichert werden konnte, zeigt bestimmte Merkmale, die für andere Therapieformen eher ungewöhnlich sind. Diese Merkmale sollen hier kurz zusammengefaßt werden und mit dem Versuch einer Modelldarstellung des therapeutischen Vorganges

abgeschlossen werden. Im Unterschied zur Psychoanalyse ist
hier ein sehr gezieltes, an den kognitiven Strukturen orientiertes Verhalten des Therapeuten feststellbar. Dies geschieht
trotzdem nicht über den Kopf des Therapieempfängers, dieser
ist im Gegenteil kreativ, arbeitet mit dem Therapeuten zusammen und überblickt den gesamten Vorgang. Im Therapieprozeß
werden keine unkontrollierten Emotionen geäußert, und es wird
eher davon ausgegangen, daß die Fähigkeit zur adäquaten Emotion eher eine Folge der adäquaten kognitiven Organisation ist.
Dies hat sich in meinen experimentellen Studien bestätigt. Die
Anwendung der Hypnose ermöglicht erstaunliche Reizumbewertungen und Beeinflussungen von kognitiven Strukturen. Sie ermöglicht weiter ein intensives Empfinden von positiven und
negativen Konsequenzen und zeigt sich geeignet für die Vermittlung ganzer Verhaltensprogramme. Auch hier wird der Therapieempfänger nicht passiv, eher versteht er den Vorgang
und arbeitet mit. Zehn Stunden Therapie erscheinen erstaunlich wenig in Anbetracht des Ergebnisses (das erwünschte
Verhalten ist chronisch stabilisiert). Dieses Ergebnis scheint
durch das volle Engagement des Therapieempfängers in Verbindung mit einer optimalen Analyse und einem optimalen Einsatz von therapeutischen Methoden möglich zu sein. Obwohl
Kreativität für die Konstruktion neuer Verhaltensweisen sehr
wichtig ist, erwies es sich als vorteilhaft, daß der Therapeut ein theoretisches Modell hat, an dem er seine Maßnahmen
orientiert. Dieses theoretische Modell ist nicht spekulativ
und somit kann es in Nachuntersuchungen objektiv durch den
Erfolg bestätigt werden.

Zusammenfassend sollen hier die wichtigsten Elemente und
Annahmen im therapeutischen Prozeß dargestellt werden: Das
erwünschte und unerwünschte Verhalten werden durch kognitive Strukturen bewertet und gesteuert. Eine kognitive Struktur bewertet Reize, die Konsequenzen des Verhaltens und steuert das Verhalten selbst. Häufig sind kognitive Strukturen
gekoppelt, und somit werden verschiedene Verhaltensweisen
in Beziehung gebracht. Eine kognitive Struktur, die ein bestimmtes Verhalten aufrecht erhält, nenne ich "das Verhalten
konstituierender kognitiver Faktor". Das letzte Ziel der

Therapie ist, den konstituierenden kognitiven Faktor für
das unerwünschte Verhalten und den konstituierenden kognitiven Faktor für das erwünschte Verhalten in einen sogenannten
kognitiven Zusammenhang zu bringen, so daß ein kognitiv gesteuertes Erlebnis der positiven Konsequenzen des erwünschten
Verhaltens und der negativen Konsequenzen des unerwünschten
Verhaltens ermöglicht wird. Wenn für das erwünschte Verhalten
kein konstituierender kognitiver Faktor erkennbar ist, dann
muß er durch neue Reizumbewertungen, Umbewertungen von Konsequenzen des Verhaltens usw. neu definiert werden. Wenn der
kognitive Zusammenhang hergestellt ist, dann ist es das
therapeutische Ziel, den konstituierenden kognitiven Faktor
für das erwünschte Verhalten in das kognitive Selbstkonzept
einzubauen und zu stabilisieren. Dies ist dann erreicht, wenn
der Therapieempfänger eine kognitive Reizkontrolle erreicht,
indem er die Auslöser für das unerwünschte Verhalten vermeiden kann und die Auslöser für das erwünschte Verhalten wahrnimmt. Wenn dies geschehen ist, kann der neu stabilisierte
konstituierende kognitive Faktor auch andere Verhaltensweisen steuern. Die Reduktion des Übergewichtes z.B. kann über
kognitive Prozesse dazu führen, das Selbstvertrauen in anderen Verhaltensbereichen zu steigern.

X. Risikoverhaltensfaktoren und Prädiktion somatischer Gesundheitsprobleme – Versuch einer Prävention durch Verhaltensmodifikation

1. Übersicht

Im Jahre 1976 wurde eine Voruntersuchung mit dem Ziel durchgeführt, kurzfristig die klinische Manifestation von malignen Tumoren, Herzinfarkt und Bluthochdruck vorherzusagen. Es wurde die Hypothese geprüft, ob Personen, die gleichzeitig an chronischem emotionalem Streß leiden, exzessiv rauchen und/ oder übergewichtig sind, in einem Zeitraum von 1 1/2 Jahren eher erkranken als Personen, die diese Risikoverhaltensfaktoren nicht aufweisen. Über das hinaus wurde geprüft, ob sich die Erkrankungswahrscheinlichkeit kurzfristig verringert, wenn die Personen einer Verhaltensmodifikation unterzogen wurden. Weiter sollte festgestellt werden, ob ein Zusammenhang zwischen emotionalem Streß, exzessiven Rauchen und starkem Übergewicht besteht. 4.270 Personen zwischen 40 und 45 Jahren wurden aus der Kartei des Einwohnermeldeamtes nach dem Zufallsprinzip ermittelt. Daraus wurden Personen mit starkem emotionalem Streß (644 Personen) ermittelt. Diese Gruppe wurde zusätzlich in eine Rauchergruppe, in eine Gruppe von Übergewichtigen, in eine Gruppe, die beide Merkmale aufwies, und eine Gruppe unterteilt, die nur an emotionalem Streß litt. Die restlichen 3.626 Personen wurden ebenfalls in eine Raucher-Gruppe, eine Gruppe der stark Übergewichtigen, eine Gruppe von Rauchern und Übergewichtigen und eine Gruppe, die weder exzessiv rauchte noch übergewichtig war, aufgeteilt.

Beide Gruppen wurden zu Beginn der Untersuchung und 17 Monate nach der ersten Untersuchung mit standardisierten Fragebögen, die emotionalen Streß erfassen, befragt. Außerdem wurde an den Versuchspersonen im Ruhezustand an beiden Armen der Blutdruck gemessen. Zusätzlich wurden die Versuchspersonen und ihre nächsten Angehörigen befragt, ob bei den Versuchspersonen Herzinfarkt oder maligne Tumoren diagnostiziert worden waren. Nur solche Angaben wurden berücksichtigt, die entweder auf übereinstimmende Angaben von Versuchspersonen und ihren nächsten Angehörigen (soweit die Versuchsperson über ihre Krankheit voll aufgeklärt war) beruhten oder solche von Angehörigen, die durch den behandelnden Arzt voll informiert waren. Dabei mußten der behandelnde Arzt, das Krankenhaus und Art und Zeit der Behandlung angegeben werden. Eine weitere Spezifizierung der Diagnose (z.B. welche Art des Bronchialkarzinoms, des Herzinfarktes usw. vorlag), war in dieser Studie nicht von Interesse. Die generelle Frage war, ob Gesundheitsprobleme (maligne Tumoren, Herzinfarkt und Bluthochdruck) mit Risikoverhaltensfaktoren in Beziehung stehen. Weiter war von Interesse, ob durch Verhaltensmodifikation der Risikoverhaltensfaktoren die klinische Manifestation der Erkrankung kurzfristig verhindert werden kann. Es wurde davon ausgegangen, daß die in dieser Studie zu erfassenden Zusammenhänge in differenzierteren und wesentlich teueren Studien weiter verfolgt werden.

Die Untersuchung konnte zeigen, daß
a) ein gewisser Zusammenhang zwischen emotionalem Streß, dem Rauchverhalten und einem ausgeprägten Übergewicht besteht,
b) die klinische Manifestation von malignen Tumoren, Herzinfarkt und Bluthochdruck bei Gruppen, in denen emotionaler Streß mit Rauchen und/oder Übergewicht kombiniert ist, innerhalb eines kurzen Beobachtungszeitraumes häufiger auftritt als bei Gruppen, die nur ein oder kein erwähntes Merkmal aufweisen,
c) die theapierte Gruppe, die die beschriebenen Verhaltensrisiken aufwies, weniger an den erwähnten Krankheiten erkrankte als die vergleichbare, nicht behandelte Kontrollgruppe.

2. Theoretische und methodische Voraussetzungen

Die Hypothese, daß Personen, die unter emotionalem Streß stehen und gleichzeitig exzessiv rauchen und/oder starkes Übergewicht aufweisen, ein vielfach erhöhtes Risiko haben, innerhalb eines kurzen Beobachtungszeitraumes zu erkranken, wurde von mir zuerst aufgrund unsystematischer Beobachtungen aufgestellt. Später hat sich dieser Zusammenhang in einer prospektiven Studie bestätigt. Auch in dieser Studie konnte der angenommene Zusammenhang nachgewiesen werden. Die pathophysiologischen Mechanismen der synergetischen Wirkung von emotionalem Streß, Übergewicht und Rauchen sind weitgehend unerforscht. Diese Studie muß sich mit der Feststellung begnügen, daß die beschriebene Risikoverhaltenskonstellation eine gewisse Relevanz für die klinische Manifestation von malignen Tumoren und Herz-Kreislauf-Problemen hat, und daß die Verhaltensmodifikation die klinische Manifestation zumindest verzögern kann.

Die untersuchten Personen bestanden zur Hälfte aus Männern und Frauen. Aus der Gruppe, die emotionalen Streß aufwies, wurden 252 Personen mit durchschnittlich 10 Stunden (1 Stunde pro Woche) behandelt. Die angewandte Therapie ist die von mir weiterentwickelte und mehrfach beschriebene sogenannte "Programmtherapie", die in die kognitive Verhaltenstherapie eingeordnet wird. Zu dieser Gruppe wurde eine in Alter, Schicht, Geschlecht und Beruf vergleichbare Kontrollgruppe gebildet. Diese Gruppe wurde nicht behandelt. Eine weitere Vergleichsgruppe wurde aus den restlichen 140 Personen gebildet (aus der Gruppe von 644 Personen mit ausgeprägtem emotionalen Streß).

Bei der Erfassung von Gesundheitsproblemen wurde von folgenden Annahmen ausgegangen:
a) Der Zeitpunkt des Auftretens eines Herzinfarktes und der Diagnostizierung eines malignen Tumors wird im Gedächtnis des Patienten und der Angehörigen zeitlich lokalisiert.
b) Die Ärzte klären den Patienten oder seine Angehörigen über die Diagnose auf.

c) Die Patienten können genauestens Auskunft über behandelnden Arzt bzw. das Krankenhaus geben.

In Hinblick auf die Erfassung des Bluthochdrucks waren in der Erstuntersuchung Werte unter 160/90 mm Hg berücksichtigt worden. Personen, die bereits vor der Erstbefragung wegen Bluthochdruck behandelt worden waren, sind in der vorliegenden Auswertung nicht berücksichtigt. In dieser Studie wurde nur das eindeutige Auftreten von Bluthochdruck innerhalb des Beobachtungszeitraumes ausgewertet.
Dabei wurden zwei Kriterien zugrunde gelegt:
a) Die Versuchsperson hat bei mehrfachen Messungen einen Blutdurck von über 170/100 mm Hg.
b) Die Person hat im Beobachtungszeitraum aus diesem Grund eine ärztliche Behandlung erhalten.

Die Einteilung in behandelte Gruppe und Kontrollgruppe wurde nach dem Zufallsprinzip vorgenommen. Die Erstuntersuchung und alle Nachuntersuchungen wurden von wissenschaftlichen Hilfskräften unternommen, die nicht wußten, welche Personen welcher Gruppe zugeordnet waren. Das Kriterium für Übergewicht war bei plus 20% über dem Normalgewicht angesetzt. Das Kriterium für exzessives Rauchen war ein Zigarettenkonsum von mehr als 50 Zigaretten pro Tag über einen Zeitraum von mehr als 10 Jahren. Alle Versuchspersonen wurden von wissenschaftlichen Hilfskräften mit derselben Waage gewogen. Bei der Auskunft über die Rauchgewohnheit wurden auch die Angehörigen befragt.

3. Ergebnisse

In dieser Arbeit werden die vorläufigen Ergebnisse dargestellt. Die Therapie selbst wurde im Aufsatz "Therapeutische Beeinflussung von Niedergeschlagenheit, Hoffnungslosigkeit, immer wiederkehrendem Ärger und Aufregung" dargestellt.
Eine vorläufige Zwischenauswertung der prospektiven Erhebung

in der Altersgruppe 40-45 jähriger Einwohner von Heidelberg
ergibt erste Hinweise, die einerseits den vermuteten Zusammenhang eines erhöhten Krankheitsrisikos bei Kombination von
Risikofaktoren und andererseits einen gewissen Einfluß therapeutischer Maßnahmen erkennen lassen.

Wenn man davon ausgeht, daß das Auftreten von Krankheit in
einer vorher gesunden Stichprobe der Bevölkerung die Inzidenz erkennen läßt, ergeben Inzidenzvergleiche eine Möglichkeit der Bestimmung des Zusammenhanges zwischen Einflußgröße
(einzelner Risikofaktoren oder Kombination) und Auftreten von
Krankheit einerseits und des Einflusses von therapeutischer
Aktivität (Wegnahme des Risikofaktors durch Intervention)
andererseits.

Das Experiment in der Heidelberger Bevölkerung ergab nach
1 1/2 Jahren folgende Befunde:
Von 4.270 zufällig ausgewählten Personen in der Altersgruppe 40 -45 Jahre zeigten 644 eine Erhöhung der Risikoindikatoren auf der Streß-Skala, 3.626 hatten diese Merkmale nicht.
Von den 644 hatten 429 keine der beiden anderen Risikofaktoren Rauchen und Übergewicht, 44 wiesen die Kombination
Rauchen und Übergewicht und Streß auf, 70 nur Übergewicht
und 101 nur Rauchen (von 50 Zigaretten und mehr pro Tag)

Einige Inzidenzen in der gesamten Gruppe:
Herzinfarkt 10/644, Krebs 8/644, Hypertonus 26/644.
Der Erwartungswert für Krebs auf der Basis der Gesamtmortalität in der Bundesrepublik ist 0,7, auf der Basis der Krebsmortalität des Saarlandes = 1.

In dieser Gruppe mit offensichtlich erhöhtem Risiko, an Krebs
zu erkranken, wurde Psychotherapie eingesetzt, wobei 252 therapierte Personen mit 252 vergleichbaren Kontrollen verglichen werden (matched pairs). Die Inzidenzen in diesen beiden
Gruppen sind:

Herzinfarkt = 1/252 gegenüber 5/252 (ohne Therapie)
Krebs   = 2/252 gegenüber 4/252 ("   "   )
Hypertonus = 4/252 gegenüber 12/252 ("   "   )

Eine Restgruppe von 140 Personen (ebenfalls ohne Therapie)
hatte folgende Inzidenzen:
Herzinfarkt = 4/140
Krebs   = 2/140
Hypertonus = 10/140
Diese Gruppe bestand z.T. aus Therapieverweigerern.

Berechnet man den Quotienten aus den Inzidenzen (Risikorate), so ergibt sich eine Rate von 2 für Krebs bei nichttherapierten gegenüber therapierten Personen. Der Vertrauensbereich dieser erhöhten Risikorate ist allerdings so groß, daß dieses Ergebnis noch als zufällig gedeutet werden kann. Für eine gesicherte Aussage werden etwa 3fache Stichprobengrössen in beiden Gruppen benötigt, so daß mindestens 650 therapierte und ebenso viele Kontrollpersonen erforderlich sind.

Zum Vergleich sollen noch die Inzidenzen in der größeren Gruppe ohne Streß als Risikofaktor angeführt werden. Auch in dieser Bevölkerungsgruppe gab es Raucher (481), Übergewichtige (165)und eine Gruppe mit beiden Risikofaktoren (116). Der Erwartungswert für Krebs auf der Basis der Daten des Krebsregisters Saarland für die gesamte Gruppe ist 6,2, beobachtet wurden 7 Neuerkrankungsfälle. Eine weitere Aufschlüsselung liegt vor, ist aber wegen der kleinen Zahlen nicht sehr aufschlußreich. In der Gruppe "Rauchen und Übergewicht" war die Risikorate über 6-fach erhöht, das heißt, ebenso stark wie für die Gesamtgruppe von 644 mit Streß gegenüber den 3.626 ohne diesen zusätzlichen Risikofaktor (wobei die Vertrauensgrenzen eine statistische Sicherung dieses Ergebnisses als eines höheren Krebsrisikos zulassen).

Tabelle: Gruppe mit ausgeprägtem emotionalen Streß (644 P.)

VP	Rauchen + Streß			Streß + Übergewicht			Streß + Rauchen + Übergewicht			nur Streß			Gruppe
	VP	aufgetretene Fälle N	%	VP	aufgetretene Fälle N	%	VP	aufgetretene Fälle N	%	VP	aufgetretene Fälle N	%	
1	38	0	0	26	0	0	17	1	5,88	171	1	0,58	Therapierte Gruppe (252 Personen)
2		1	2,63		0	0		0	0		1	0,58	
3		1	2,63		1	3,84		1	5,88		1	0,58	
1	37	1	2,70	29	1	3,44	18	2	11,11	168	1	0,59	Nicht therapierte Vergleichsgruppe (252 Personen)
2		1	2,70		0	0		1	5,50		2	1,19	
3		3	4,00		2	6,89		3	16,60		4	2,38	
1	26	1	3,84	15	1	6,60	9	1	11,11	90	1	1,10	Restgruppe (140 Personen)
2		1	3,84		0	0		0	0		1	1,10	
3		2	7,69		3	20,00		2	22,22		3	3,30	
	101			70			44			429			

Zeichenerklärung: 1 = Herzinfarkt; 2 = Maligne Tumoren; 3 = Bluthochdruck (Werte über 170/100 mmHg)

Tabelle: Gruppe mit nicht ausgeprägtem emotionalen Stress (3626 P.)

	Rauchen			Übergewicht			Rauchen + Übergewicht			Weder Rauchen noch Übergewicht		
	VP	aufgetret. Fälle		VP	aufgetret. Fälle		VP	aufgetret. Fälle		VP	aufgetret. Fälle	
		N	%		N	%		N	%		N	%
1	481	1	0,20	165	1	0,60	116	1	0,86	2864	4	0,11
2		1	0,20		0	0		1	0,86		5	0,13
3		8	1,60		7	4,20		10	8,60		18	0,49

Zeichenerklärung: 1 = Herzinfarkt;
2 = Maligne Tumore;
3 = Bluthochdruck (Werte über 170/100 mmHg)

Abschließend soll der Begriff des emotionalen Stresses im
Rahmen der kognitiven Verhaltenstherapie - insbesondere der
Programmtherapie - eingeordnet werden.

Die älteren Streßkonzeptionen sind auf Reaktionen im Organismus konzentriert (Selye, 1953). Andere Streßkonzeptionen sind
überwiegend Reiz-orientiert, sie berücksichtigen beispielsweise das Vorkommen von ungünstigen Lebensereignissen (Holmes
& Masude, 1974). Die neueren Streßkonzeptionen haben ein gemeinsames Charakteristikum: Sie berücksichtigen die kognitiven Prozesse. So hat Lazarus (1966) die Bedeutung von Bewertungsprozessen in der Einschätzung von Reizkonfigurationen für die Streßforschung hervorgehoben. Die kognitive
Streßforschung, so wie sie von Lazarus & Launer (1978) vertreten wird, berücksichtigt im wesentlichen folgende Faktoren:

a) streßbezogene kognitive Berwertungen
b) innere - oder Umgebungsanforderungen
c) die adaptiven Mittel einer Person.

Für die kognitive Streßforschung ist vor allem die Bedrohungseinschätzung, z.B. die erwartete Gefährdung eines wichtigen
Motivs, von Bedeutung (Lazarus & Launer, 1978).

Meine Streßkonzeption ist aus der in diesem Buch dargestellten Theorie ableitbar. Unter emotionalem Streß verstehe ich
jeden Zustand des Individuums, in dem emotionale Reaktionen
als Folge eines Mangelzustands einer verhinderten Bedürfnisreduktion auftauchen, der durch kognitiv gesteuerte Verhaltensweisen nicht beseitigt werden kann (weil das Verhalten die
Bedürfnisse nicht reduzieren kann). Die Emotionen sind dabei
ihrerseits nicht in der Lage, die Bedürfnisreduktion zu verbessern und Hemmungen zu beseitigen. Die Bedürfnisse wurden
als Spannung zwischen einem Mangel- und erstrebten Zustand
beschrieben. Das Verhalten hat die Funktion, Bedürfnisse zu
reduzieren. Die Reizbewertung, die Bewertung von Bedürfnissen
und das bedürfnisreduzierende Verhalten werden durch spezifische Programme (internalisierte Bewertungsregeln) bestimmt
beziehungsweise gesteuert. Wenn ein kognitiv gesteuertes Verhalten nicht in der Lage ist, ein oder mehrere zentrale Be-

dürfnisse des Individuums zu befriedigen, befindet sich das
Individuum chronisch oder akut in der Mangelposition (Mangelzustand) und kann den erstrebten Zustand nicht erreichen.
Nun werden auch der Mangel- und erstrebte Zustand kognitiv bewertet, d.h. diesen Zuständen werden kognitiv gesteuerte positive oder negative Konsequenzen zugeschrieben. Auf diese
Konsequenzen folgt wiederum ein programmgesteuertes Verhalten als Reaktion auf die erlebte Insuffizienz des Verhaltens,
die Bedürfnisse zu reduzieren. Eine solche Reaktion kann beispielsweise eine chronische Selbstaggressivität, Mangel an
Selbstvertrauen usw. sein. Die emotionale Reaktion, die ich
emotionalen Streß nenne, ist letzlich das Produkt von inhaltlich sehr spezifischen und komplexen kognitiven Prozessen
und Programmen und hängt somit von der spezifischen Bewertung der Mangelposition, der erstrebten Position und der
Selbst- und Fremdeinschätzung im Zustand der verhinderten
Bedürfnisäußerung ab. Aus diesem Grund spreche ich eigentlich
vom kognitiv-emotionalen Streß. Zusammenfassend ist der kognitiv-emotionale Streß durch folgende Faktoren definiert:

a) die Insuffizienz des kognitiv gesteuerten Verhaltens, zentrale Bedürfnisse zu reduzieren
b) die spezifische Bewertung des Mangelzustands, des erstrebten Zustands und der verhinderten Bedürfnisreduktion und deren Konsequenzen für die Selbsteinschätzung und die Einschätzung von physischen und sozialen Faktoren.
c) die aus den Zuständen a und b resultierenden emotionalen Reaktionen.

Auch diese emotionalen Reaktionen sind durch bestimmte Bewertungen kognitiv gesteuert und haben die Funktion, das
insuffiziente, Bedürfnis nicht befriedigende Verhalten
spontan, intuitiv in Richtung Bedürfnisbefriedigung und
Hemmungsbeseitigung zu steuern. So regt sich z.B. eine
Person über bestimmte soziale Zustände auf, in der Hoffnung
daß sie durch deren Beseitigung ihre Bedürfnisse befriedigen kann, während eine andere Person mit demselben Ziel
Selbstkritik äußert. Wenn die emotionalen Äußerungen trotzdem insuffizient bleiben, d.h. daß die erstrebte Bedürfnisbefriedigung beziehungsweise Hemmungsbeseitigung trotz

emotionaler Reaktion nicht erreicht wird, spreche ich vom emotionalem Streß. Da aber die emotionale Reaktion eine Antwort des Organismus auf spezifisch kognitiv gesteuerte Verhaltensweisen, Reize und Bedürfnisse ist und auch in ihrem bedürfnisreduzierenden Impuls auf das Verhalten kognitiv gesteuert ist, sehe ich einen engen Zusammenhang zwischen kognitiven und emotionalen Prozessen. Aus dieser Sicht ist kognitiv-emotionaler Streß die Disharmonie zwischen kognitiven und emotionalen Prozessen im Zustand der verhinderten Bedürfnisreduktion.

Als Meßinstrument für emotionalen Streß ist in diesem Buch der Fragebogen zur Überprüfung des therapeutischen Erfolges (S. 92-95) angeführt. Er beinhaltet allgemeine Variablen wie chronische Hoffnungslosigkeit, chronische Aufregung, mangelndes Selbstvertrauen, Verhinderung der Bedürfnisäußerung usw. Eine hohe Punktzahl auf diesem Meßinstrument hängt mit chronischem kognitiv-emotionalen Streß zusammen. Von 300 untersuchten Personen, die aufgrund der Selbsteinschätzung, der Einschätzung ihrer Angehörigen und der Befragung durch zwei geschulte Interviewer länger als 1 Jahr chronisch emotionalen Streß aufwiesen, hatten auf dem Fragebogen zur Überprüfung des therapeutischen Erfolgs 273 Personen eine extrem hohe Punktzahl (mehr als 20 Fragen wurden hypothesenkonform bejaht). In einer Kontrollgruppe (Matching Pairs) von 300 Personen, die aufgrund oben genannter Einschätzung nicht an chronisch emotionalem Streß litten, hatten 14 Personen auf dem Fragebogen eine extrem hohe Punktzahl. Dieses Ergebnis ist auf dem 0,1 % Niveau signifikant.

Ich unterscheide zwischen akutem und chronischem Streß. Der letztere beziehungsweise seine Manifestationen werden mit dem Fragebogen zur Überprüfung des therapeutischen Erfolgs erfaßt.

XI. Literatur

Ader, K.: Social Factors Affecting Emotionality and Resistance to Disease in Animals. V. Early Separation from the Mother and Response to a Transplanted Tumor in the Rat. Psychosomatic Medicine 27, 119-122 (1956)
Angermeier, W.F.: Kontrolle des Verhaltens (Das Lernen am Erfolg). Berlin, Heidelberg, New York: Springer 1972
Angermeier, W.F., Phelps, J.B.: Early Experience and Levels of Noxious Stimulation in Monkeys. Psychol. Forsch. 34, 246-252 (1971)
Angermeier, W.F., Schaul, L.T., James, W.T.: Social Conditioning in Rats. J. Comp. physiol. Psychol. 52, 370-372 (1959)
Angermeier, W.F., Peters, M.: Bedingte Reaktionen. Beziehungen zur Psychosomatik und Verhaltensmodifikation. Berlin, Heidelberg, New York: Springer 1973
Atteslander, P., Kneubühler, H.-U.: Verzerrungen im Interview. Zu einer Fehlertheorie der Befragung. Studien zur Sozialwissenschaft, Bd. 32, Düsseldorf 1975
Ausubel, D.P.: Educational Psychology. A cognitive View. New York 1968
Ausubel, D.P.: The Psychology of Meaningful Verbal Learning. New York 1963
Ayllon, T., Azrin, N.H.: The Token Economy: A Motivational System for Therapy and Rehabilitation. New York 1968
Ayllon, T.: Intensive Treatment of Psychotic Behavior by Stimulus Satiation and Food, Reinforcement. Behavior, Research and Therapy 1, 53-61 (1963)
Bahnson, C.B.: Denial and Repression of Primitive Impulses and of Disturbing Emotions in Patients with Malignant Neoplasms. In Kissen, LeShan (Hrsg.): Psychosomatic Aspects of Neoplastic Disease, S. 42-62
Bahnson, C.B.: Ego Defences in Cancer Patients. Ann. New York Acad. Sci. 164, 546-559 (1969)
Bahnson, C.B.: Psychological Complementary in Malignancies: Past Work and Future Vistas. Ann. New York Acad. Sci. 164, 319-334 (1969)
Bahnson, C.B., Bahnson, M.B.: Cancer as an Alternative to Psychosis: A Theoretical Model of Somatic and Psychological Regression. In Kissen, LeShan (Hrsg.): Psychomatic Aspects of Neoplastic Disease S. 184-202, 1964
Bahnson, C.B., Bahnson, M.B., Wardell, W.I.: A Psychologic Study of Cancer Patients. Psychomatic Medicine 33, 466ff. (1971)
Baltrusch, H.J.F.: Ergebnisse klinisch-somatischer Krebsforschung. Psychosom. Medizin 5, 175-208 (1975)
Bastiaans, J., Groen, J.: Psychogenesis and Psychotherapy of Bronchial Asthma. In O'Neill (Hrsg.): Modern Trends in Psychosomatic Medicine, London 1955
Bandura, A.: Principles of Behavior Modification. New York 1969
Bastine, R.: Forschungsmethoden der Klinischen Psychologie. In Schraml,W.: Klinische Psychologie. Ein Leitfaden für Praxis und Studium. Bern, Stuttgart 1970

Bernard, J.L.: Rapid Treatment of Gross Obesity by Operant Techniques. Psychol. Reports 23, 663-666 (1968)
Blöschl, L.: Grundlagen und Methoden der Verhaltenstherapie. Bern, Stuttgart, Wien 1972
Blumberg, E.M., West, Ph.M., Ellis, F.J.: A Possible Relationship Between Psychological Factors and Cancer. Psychosom. Med. 16, 277 (1954)
Booth, G.: Krebs und Tuberkulose im Rorschachschen Formdeutungsversuch. Psychosom. Medizin 10, 167ff (1964)
Booth, G.: General and Organ-Specific Object Relationship in Cancer. Ann. New York Acad. Sci. 164, 568ff (1969)
Booth, G.: The Localization of Cancer. Unveröffentl. Manuskript
Bräutigam, W.: Reaktionen, Neurosen, Psychopathien. Ein Grundriß der kleinen Psychiatrie. Stuttgart 1968
Bräutigam, W., Christian, P.: Psychosomatische Medizin, Stuttgart 1973
Brengelmann, J.C.: Bedingte Reaktionen. Lerntheorien und Psychiatrie. In Gruhle, H.N., Jung, R., Mayer-Gross, W., Müller, M. (Hrsg): Psychiatrie der Gegenwart, Bd. I/1A, Heidelberg 1967
Brengelmann, J.C.: Experimentelle Methodik in der Psychotherapie und Verhaltenstherapie. Praxis der Psychotherapie XIV, 3, 113-121 (1969)
Brengelmann, J.C.: Informationen und Anleitungen zur Behandlung des Rauchens. Bundeszentrale für gesundheitliche Aufklärung, Köln 1974
Brengelmann, J.C., Sedlmayr, E.: Experimente zur Behandlung des Rauchens. Schriftenreihe des Bundesministers für Jugend, Familie und Gesundheit, Bd. 35, Stuttgart 1976
Bruner, J.S.: Contemporary Approaches to Cognition. Harvard University Press, Cambridge, Mass. 1957, S. 41-69
Cautela, J.R.: Treatment of Compulsive Behavior by Covert Sensitization. Psychological Record 16, 33-41 (1966)
Cautela, J.R.: Covert Sensitization. Psychological Report 20, 459-468 (1967)
Cautela, J.R.: The Treatment of Covert - Eating by Covert-Conditioning. Psychotherapy: Theory, Research and Practice 9, 211-216 (1972)
Coe, R.M.: Sociology of Medicine, New York 1970
Dinoff, M., Rickard, H.C., Colwick, J.: Weight Reduction Through Successive Contracts. Am. J. Orthopsychiat. 42, 211-216 (1972)
Ellis, E.: Humanistic Psychotherapy: The Rational-Emotive Appraoch, New York 1973
Evans, E.: A Psychological Study of Cancer. New York 1926
Evans, R.B., et al.: Some Psychological Characteristics of Men Cancer. Cancer (Philad.) 17, 307ff (1964)
Ferber, C.v.: Gesundheit und Gesellschaft, Stuttgart 1971
Ferstl, R., de Jong, R., Brengelmann, J.C.: Verhaltenstherapie des Übergewichtes - Ein Modellversuch zur Selbstkontrolle des Eßverhaltens - Schriftenreihe des Bundesministers für Jugend, Familie und Gesundheit, Bd. 45, Stuttgart 1978
Festinger, L.: A Theory of Cognitive Dissonance. Stanford University Press 1957
Festinger, L.: Cognitive Dissonance. Scientific American, October 1962
Foreyt, J.P., Kennedy, W.A.: Treatment of Overweight by Aversion Therapy. Behavior, Research and Therapy 9, 29-34 (1971)
Freidson, E.: Profession of Medicine, New York 1970
Freud, S.: Gesammelte Werke, London 1941
Giese, H.: Die Sexualität des Menschen, Stuttgart 1971
Görres, A.: An den Grenzen der Psychoanalyse, München 1968
Goleman, D.: Hypnose wird seriös. Psychologie Heute 10, 1977
Greene, W.A.: Psychological Setting of the Development of Leukemia and Lymphoma. Ann. New York Acad. Sci. 125, 794-801 (1966)

Grossarth-Maticek, R.: Familie, Verhalten in Konfliksituationen, lebensgeschichtliche Ereignisse und die psychologische Streßreaktion bei Krebspatienten. Reihe Sozialwissenschaftliche Onkologie[+], Heidelberg 1973

Grossarth-Maticek, R.: Lebensgeschichtliche Ereignisse und psychosoziale Konfliktverarbeitung als ätiologischer Faktor bei der Krebsentstehung. Reihe Sozialwissenschaftliche Onkologie, Heidelberg 1974

Grossarth-Maticek, R.: Soziales Verhalten und Krebs. Vortrag bei der Thyssen-Stiftung, Research Colloquium: Stressful Life Events, Psychosocial Predispositions and Illness Inset. 1976

Grossarth-Maticek, R.: Das Verhalten als Krebsrisikofaktor. Reihe Sozialwissenschaftliche Onkologie, Heidelberg 1976

Grossarth-Maticek, R.: Krebserkrankung und Familie. Familiendynamik 4, 294ff. (1976)

Grossarth-Maticek, R.: Überforderung und Erkältungskrankheiten. Reihe Sozialwissenschaftliche Onkologie, Heidelberg 1976

Grossarth-Maticek, R.: Risikofaktor Seele. Bild der Wissenschaft, 60-66 (1976)

Grossarth-Maticek, R.: Soziales Verhalten und die Krebserkrankung, Referat für die offizielle Eröffnung der psychosozialen Krebsberatung der Arbeiterwohlfahrt Kreisverband Düsseldorf e.V., Reihe Sozialwissenschaftliche Onkologie, Heidelberg 1977

Grossarth-Maticek, R.: Die Programmtherapie. Analyse und Beeinflussung kognitiv gesteuerter Verhaltensweisen - Konzeption - Methoden - Experimentelle Ergebnisse - Reihe Sozialwissenschaftliche Onkologie, Heidelberg 1978

Grossarth-Maticek, R.: Die Programmtherapie. Reihe Sozialwissenschaftliche Onkologie, Heidelberg 1978

Grossarth-Maticek, R.: Grundzüge der Programmtherapie, Reihe Sozialwissenschaftliche Onkologie, Heidelberg 1978

Grossarth-Maticek, R.: Theorie und Methode der Programmtherapie. Reihe Sozialwissenschaftliche Onkologie, Heidelberg 1978

Grossarth-Maticek, R.: Darstellung einer experimentell-therapeutischen Arbeit zur Erforschung der Wirksamkeit einzelner Verfahrensweisen aus dem Bereich der kognitiven Verhaltenstherapie. Reihe Sozialwissenschaftliche Onkologie, Heidelberg 1978

Grossarth-Maticek, R.: Therapeutische Beeinflussung bei Zigarettenabhängigkeit. Reihe Sozialwissenschaftliche Onkologie, Heidelberg 1978

Grossarth-Maticek, R.: Therapeutische Beeinflussung von Übergewichtigen. Reihe Sozialwissenschaftliche Onkologie, Heidelberg 1978

Grossarth-Maticek, R.: Therapeutische Beeinflussung von Niedergeschlagenheit, Hoffnungslosigkeit, immer wiederkehrendem Ärger und Aufregung. Reihe Sozialwissenschaftliche Onkologie, Heidelberg 1978

Grossarth-Maticek, R.: Kognitive Verhaltenstherapie bei Krebspatienten. Reihe Sozialwissenschaftliche Onkologie, Heidelberg 1978

Grossarth-Maticek, R.: Falldarstellungen in der Programmtherapie. Reihe Sozialwissenschaftliche Onkologie, Heidelberg 1978

[+]Die Reihe Sozialwissenschaftliche Onkologie war das Publikationsorgan des Forschungsprojektes Sozialwissenschaftliche Onkologie und hatte eine Auflage von zwischen 100 und 150 Exemplaren. Die Arbeiten wurden kostenlos an Wissenschaftler verteilt, um der laufenden Nachfrage gerecht zu werden. Alle hier unter der Reihe Sozialwissenschaftliche Onkologie angeführten Arbeiten wurden in Zeitschriften und Büchern veröffentlicht beziehungsweise befinden sich in Druck.

Grossarth-Maticek, R.: Risikoverhaltensfaktoren und Prädiktion somatischer Gesundheitsprobleme. Reihe Sozialwissenschaftliche Onkologie, Heidelberg 1978

Grossarth-Maticek, R.: Wer sich exponiert ist gefährdet. Psychosoziale Faktoren der Krebserkrankung. Psychologie Heute 5, 32-39 (1978)

Grossarth-Maticek, R.: Sozialpsychotherapie und Krankheitsverlauf. Erste Erfahrungen mit Krebspatienten. Reihe Sozialwissenschaftliche Onkologie, Heidelberg 1978

Grossarth-Maticek, R.: Sozialwissenschaftliche Aspekte in der Krebsforschung. Reihe Sozialwissenschaftliche Onkologie, Heidelberg 1978; vertrieben durch den Leserdienst von Psychologie Heute.

Grossarth-Maticek, R.: Sozialwissenschaftliche Aspekte in der Ätiologie organischer Erkrankungen. Konzeption, Methode und Ergebnisse einer prospektiven Studie. Reihe Sozialwissenschaftliche Onkologie, Heidelberg 1978; vertrieben durch den Leserdienst von Psychologie Heute.

Grossarth-Maticek, R.: Krebserkrankung und Prognose. Reihe Sozialwissenschaftliche Onkologie, Heidelberg 1978; vertrieben durch den Leserdienst von Psychologie Heute.

Grossarth-Maticek, R.: Die familiendynamische Komponente in der Krebserkrankung. Reihe Sozialwissenschaftliche Onkologie, Heidelberg 1978; vertrieben durch den Leserdienst von Psychologie Heute.

Grossarth-Maticek, R.: Die Motivation zur Krebsvorsorge. Reihe Sozialwissenschaftliche Onkologie, Heidelberg 1978; vertrieben durch den Leserdienst von Psychologie Heute.

Grossarth-Maticek, R.: Ein sozialwissenschaftlicher Beitrag zur Differenzialdiagnostik bestimmter Krebsarten. Reihe Sozialwissenschaftliche Onkologie, Heidelberg 1978; vertrieben durch den Leserdienst von Psychologie Heute.

Grossarth-Maticek, R.: Soziales Verhalten und Krebs.Ein retrospektiver und prospektiver Vergleich. Reihe Sozialwissenschaftliche Onkologie, Heidelberg 1978; vertrieben durch den Leserdienst von Psychologie Heute.

Grossarth-Maticek, R.: Versuch eines sozialwissenschaftlichen Beitrags für eine interdisziplinär angelegte präventive und kurative Therapie organischer Erkrankungen. Reihe Sozialwissenschaftliche Onkologie, Heidelberg 1978; vertrieben durch den Leserdienst von Psychologie Heute.

Grossarth-Maticek, R.: Das Interviewerproblem und die Forschungsergebnisse. Reihe Sozialwissenschaftliche Onkologie, Heidelberg 1978; vertrieben durch den Leserdienst von Psychologie Heute.

Grossarth-Maticek, R.: Experimentelle Arbeiten auf der Grundlage der RGM-Psychotherapie. Reihe Sozialwissenschaftliche Onkologie, Heidelberg 1978; vertrieben durch den Leserdienst von Psychologie Heute.

Grossarth-Maticek, R.: Soziales Verhalten und die Krebserkrankung. Empirische Studien - Differentialdiagnostik - Experimentelle Therapieforschung. Beltz-Forschungsberichte, Weinheim 1979

Grossarth-Maticek, R.: Hypnose in der Psychotherapie. Psychologie Heute 6, 34-38 (1979)

Grossarth-Maticek, R.: Sexualität, Familie und die Krebserkrankung. Familiendynamik 1 (1979)

Grossarth-Maticek, R.: Social Psycho-Therapy and Course of the Disease. First Experience with Cancer Patients. Erscheint in Psychotherapy and Psychosomatics, Basel (1979)

Grossarth-Maticek, R.: Psychosocial Predictors of Cancer and Internal Diseases. Erscheint in Psychotherapy and Psychosomatics, Basel (1979)

Grossarth-Maticek, R.: Krankheit als Biographie. Ein medizinisch soziologisches Modell der Entstehung und Therapie der Krebserkrankung, Köln 1979

Grossarth-Maticek, R.: Verhaltensmedizin organischer Erkrankungen. Erscheint im Springer-Verlag, Heidelberg 1979
Harlow, H.F.: Deprivation in Monkeys. Scientific American 207, 135-146 (1962)
Harris, M.B.: Self-Directed Program for Weight Control: A Pilot Study. Journal of Abnormal Psychology 74, 263-270 (1969)
Herberger, W.: Behandlung und Pflege inoperabler Geschwulstkranker, Dresden 1960
Herberger, W.: Die Rolle psychosozialer Faktoren im Rahmen der Rehabilitation Geschwulstkranker. Z. ges. Hygiene 15, 67ff. (1969)
Heyde, W.: Rehabilitation Krebskranker. München. med. Wschr. 112, 115ff. (1970)
Heyden, S.: Risikofaktoren für das Herz. Ergebnisse und Konsequenzen der post-Framingham-Studien. Mannheim 1974
Heyden, S.: Klinische Epidemiologie des Krebses. Stuttgart 1972
Holmes, T.H. & Masuda, M.: Life change and illness susceptibility. In Dohrenwend, B.S. & Dohrenwend, B.P. (Eds), Stressful Life Events. New York, Wiley, 1974
Hull, C.L.: Principles of Behavior, New York 1943
Janda, L.H., Rimm, D.C.: Covert Sensitization in the Treatment Obesity. J. of Personality and Social Psychology, New York 1970
Jung, C.G.: Über Psycho-Energetik und das Wesen der Träume. Freiburg 1972
Kanfer, F.H.: Self-Regulation: Research, Issues and Speculations. In Neuringer, C., Michael, J.L. (Hrsg.):Behavior Modification in Clinical Psychology, New York 1970
Kelly, G.A.: The Psychology of Personal Constructors. New York 1955
Kennedy, W.A., Foreyt, J.P.: Control of Eating Behavior in Obese Patients by Avoidance Conditioning. Psychological Report 22, 571-576 (1968)
Kennedy, W.A., Foreyt, J.P.: Control of Eating Behavior in Obese Patients by Avoidence Conditioning. Psychological Report 22, 571-576 (1968)
Kinsey-Report: Das sexuelle Verhalten der Frau, Frankfurt 1970
Kinsey-Report: Das sexuelle Verhalten des Mannes, Frankfurt 1970
Kissen, D.M.: Personality in Male Lung Cancer Patients. J. Psychosom. Res. 6, 123ff. (1962)
König, R.: Praktische Sozialforschung 1: Das Interwiew. Köln 1952
König, R. (Hrsg.): Handbuch der empirischen Sozialforschung. Stuttgart 1967 und 1969 (2 Bde)
Kreutzer, C.S., Lichtenstein, E., Mees, H.L.: Modification of Smoking Behavior: A Review. Psychol. Bull. 70, 520-533 (1968)
Lazarus, R.S.: Psychological Stress and the Coping Process. New York, McGraw-Hill, 1966
Lazarus, R.S. & Launier, R.: Stress-related transactions between person and environment. In Pervin, L.A. & Lewis, M. (Eds), Perspektives in Interactional Psychology. New York, Plenum, 1978
Lefrancois, G.R.: Psychologie des Lernens. Berlin,Heidelberg,New York Springer 1976
Langen, D., Spoerri, Th.(Hrsg.): Hypnose und Schmerz. Basel,New York 1968
LeShan, L.L., Worthington, R.E.: Some Recurrent Life History Patterns Observed in Patients with Malignant Disease. J. Nerv. Ment. Diss. 124, 460-465 (1956)
Lick, J., Bootzin, R.: Covert Sensitization for the Treatment of Obesity. Paper presented in the Midwestern. Psychological Assoziation Convention 1971
Lindemann, E.: Die Bedeutung emotionaler Zustände für das Verständnis mancher innerer Krankheiten und ihre Behandlung. Medizinische 1953, 515-603
Luckmann, T.: Persönliche Identität in der modernen Gesellschaft. In Gadamer, H.G., Vogler, P.(Hrsg.): Neue Anthropologie, Bd. 3 Sozialanthropologie S. 168-222, Stutgart 1972

Mahoney, M.: Tendenzwende in der Verhaltenstherapie. Psychologie Heute 6, 67-74 (1978)
Mahoney, M.: Kognitive Verhaltenstherapie. Neue Entwicklungen und Integrationsschritte. Leben Lernen 29, München 1977
Mahoney, M., Moura, N.G.M., Wade, T.C.: The Relative Efficacy of Self-regard, Self-Punishment and Self-Monitoring Techniques for Weight Loss. J. of Consult and Clinical Psychology 40, 404-407 (1973)
Manno, B., Marston, A.R.: Weight Reduction as a Function of Negative Covert Reinforcement (Sensitization) Versus Positive Covert Reinforcement. Behavior, Research and Therapy 10, 204-207 (1972)
Masters, W.H., Johnson, V.E.: Die sexuelle Reaktion. Frankfurt/M. 1967
Masters, W.H., Johnson, V.E.: Impotenz und Anorgasmie, Frankfurt 1973
McFall, R.M., Hammen, C.L.: Motivation, Structure and Self-Monitoring. J. of Consult and Clinical Psychology 37, 80-86 (1971)
Mechanic, D.: Medical Sociology, New York 1968
Meerloo, J.A.M.: Illness and Cure, New York 1964
Meynen, G.E.: A Comparative Study of the Three Treatment Approaches with the Obese: Relaxation, Covert Sensitization and Modified Systematic Desensitization. Diss. Abstr. Int. 31 (5-B), 2958 (Abstract) (1970)
Mitscherlich, A.: Der Kranke in der modernen Gesellschaft. Köln,Berlin 1967
Moore, C.H., Crum, B.C.: Weight Reduction in a Chronic Schizophrenic by Means of Operant Conditioning Procedures: A Case Study. Behavior, Research and Therapy 7, 129-131 (1969)
Ott, G., Kuttig, H., Drings, P.: Standardisierte Krebsbehandlung. Heidelberg,Berlin,New York 1974
Pflanz, M.: Sozialer Wandel und Krankheit. Stuttgart 1962
Ramsay, R.W., Jongmans, H.: Self Control Techniques and Obesity. In Progress in Behavior Therapy. Heidelberg 1975
Reich, W.: Die Krebsschrumpfungsbiopathie. Int. Z. Orgnomie 1, 101ff (1952)
Renneker, R.E. et al.: Psychoanalytic Explorations of Emotional Correlates of Cancer of the Breast. Psychosomatic Medicine 25, 106ff. (1963)
Rogers, C.R.: Client Centered Therapy: Its Current Practice, Implications and Theory. Boston 1951
Rogers, C.R., Skinner,B.F.: Some Issues Concerning the Control of Human Behavior. A Symposium. Science 124, 1057-1066 (1956)
Rohde, J.J., Dachser, C.: Soziologie und Sozialpsychologie des klinischen Bereiches. In Schraml, W.J.: Klinische Psychologie, S. 293-318. Bern, Stuttgart 1970
Romanczyk, R.G., Tracey, D.A., Wilson, G.T., Thorpe, G.L.: Behavioral Techniques in the Treatment of Obesity: A Comparative Analysis. Behavior, Research and Therapy 11, 629-640 (1973)
Rosenman, R. H., Friedman, M.F., Straus, R.: A Predictive Study of Coronary Heart Disease. J. Amer. med. Ass. 189, 103ff. (1964)
Rubinstein, S.L.: Sein und Bewußtsein. Berlin 1970
Rubinstein, S.L.: Grundlagen der allgemeinen Psychologie. Berlin 1973
Schachter, S.: Cognitive Effects on Bodily Functioning: Studies of Obesity and Eating. In Glass, D.C. (Hrsg.): Biology and Behavior: Neurophysiology and Emotion. New York 1967
Schettler, G., Drews, J., Greten, H. (Hrsg.): Changes in the Medical Panorama. Stuttgart 1978
Schultz, I.H.: Das autogene Training. Stuttgart 1976
Seyle, H.: Einführung in die Lehre vom Adaptionssyndrom. Stuttgart, 1953
Siegrist, J.: Das Krankenhaus aus soziologischer Sicht. In: Themen der Krankenpflege I, S. 235-271, München,Berlin,Wien 1973

Siegrist, J.: Lehrbuch der medizinischen Soziologie. München,Berlin, Wien 1975
Siegrist, J.: Psychosoziale Risikokonstellationen bei vorzeitigen Herzinfarkten. Vortrag gehalten am 2. Sylter Symposium über Streßforschung, Sylt 7.6.1977
Siegrist, J.: Herzinfarktforschung aus psychosozialer Sicht. Antrittsvorlesung am Institut für Höhere Studien und wissenschaftliche Forschung, Wien 20.9.1977
Skinner, B.F.: Science and Human Behavior. New York 1953
Skinner ,B.F.: Verbal Behavior. New York 1957
Solomon, G., Moos, R.H.: Emotion, Immunity and Disease. Arch. Gen. Psychiat. 2, 657-674 (1964)
Stierlin, H.: Das Tun des Einen ist das Tun des Anderen. Frankfurt/M. 1971
Stierlin, H.: Eltern und Kinder im Prozeß der Ablösung. Familienprobleme in der Pubertät. Literatur der Psychoanalyse, Frankfurt/M. 1975
Stierlin, H.: Von der Psychoanalyse zur Familientherapie. Stuttgart 1975
Stuart, R.B.: Behavioral Control of Overeating. Behavior, Research and Therapy 5, 357- 365 (1967)
Susser, M., Watson, W.: Sociology in Medicine. London 1972
Tenney, V.A.: Psychotherapeutic Work with Cancer Patients. In: Proceed of the 1st and 2nd EUPSYCA-Symposium, Ljubljana 1975
Tenney, V.A.: A Clinical Study of Psychosomatic Aspects of Cancer. Experta Medica Foundation p. 75ff. (1967)
Thomas, C.B.: A Prospective Study of the Rorschach of Suicide: The Predictive Potential of Pathological Content. John Hopkins Med. J. 132, 334ff. (1973)
Thomas, C.B., Duszynski, K.R.: Closeness to Parents and the Family Constellation in a Prospective Study of Five Disease States: Suicide, Mental Illness, Malignant Tumors, Hypertension and Coronary Heart Disease. John Hopkins Med. J. 134, 251ff. (1974)
Thorndike, E.L.: The Psychology of Learning. Teachers' College, New York 1913
Thorndike, E.L.: The Psychology of Wants, Interests and Attitudes. New York 1935
Tolman, E.C.: Purpose Behavior in Animals and Men. New York 1932
Trotnow, S., Pauli, H.K.: Gibt es soziale Unterschiede zwischen Frauen mit gutartigen und bösartigen Tumoren? Geburtshilfe und Frauenheilkunde 32, 699ff. (1972)
Upper, D., Newton, J.G.: A Weight Reduction Program for Schizophrenic Patients on a Token Economy Unit: Two Case Studies. J.Behav. Therapy, Exp. Psychiat. 2, 113-115 (1971)
Voegelin, E.: Wissenschaft, Politik und Gnosis. München 1959
Watson, J.B.: Psychology as the Behaviorist Views It. Psychol. Review 20, 157-158 (1913)
Weber, M.: Religionssoziologie, Tübingen 1947
Wing, J.K., Brown, G.W.: Institutionalism and Schizophrenia. Cambridge, Mass. 1970
Wollersheim, J.P.: Effectiveness of Group Therapy Based Upon Learning Principles in the Treatment of Overweight Women. Journal of Abnormal Psychology. 76, 462-474 (1970)
Wolpe, J.: Reciprocal Inhibition as the Main Basis of Psychotherapeutic Effect. Arch. Neurol. Psychiat. 72, 205-226 (1954)
Wulff, J.: Psychiatrie und Klassengesellschaft. Frankfurt/M. 1972

XII. Sachverzeichnis

Abwehrhaltung 39
Alternativprogramm 43, 54, 55, 115
Alternativverhalten 54, 55, 143
Angstgefühl 35, 62
Antithese 152
-, kognitive 6, 8
Attribution, Betonung der 11

Bedürfnis 52
-, regressives und aggressives 29
Bedürfnisäußerung 27, 30, 52
Bedürfnisbefriedigung 28, 29, 30, 34, 50, 52, 54, 56, 74
Bedürfnishemmung 28, 52
Belohnung 76, 81, 111
-, verdeckte 2, 10, 80, 82, 86, 111
-, vorweggenommene 97
Bestrafung 76, 111
-, subjektiv gewählte 63
-, subjektiv relevante 130
Betreuung, psychosomatische 149
Bewertung der Konsequenzen 59, 68
-, irrationale 100
-, kognitive 73
-, widersprüchliche 152
Bewertungsprogramm, verhaltenssteuerndes 72
Bewertungsstruktur 72

Desensibilisierung, systematische 126

Dissonanz, kognitive 67, 68, 98
Drogeneinnahme 98, 99

Effekt, kumulativer 46
Einsichtsanalyse 37, 39, 40, 60, 61
Einsichtstraining 2, 40, 60, 62, 64, 75, 79, 81, 99, 100, 111, 129, 141, 144, 154
Emotion 140, 172
Emotionalität 91
Emotionsanalyse 39, 40
Emotionstraining 64
Entspannung (vgl. Hypnose) 156
-, hypnotische (vgl. Hypnose)
Ereignisse, verdeckte 1
Ersatzbedürfnis 29, 30, 51

Faktor, konstituierender kognitiver 4, 5, 6, 8, 9, 84, 85, 91, 111, 151, 152
-, resultierender verhaltenskonstituierender kognitiver 5
-, Inaktivierung eines konstituierenden kognitiven 154
-, Neukonstruktion eines konstituierenden kognitiven 154
-, Stabilisierung eines übergeordneten konstituierenden kognitiven 156
Faktoren, Hierarchie konstituierender kognitiver 5, 152
-, Wirkungshierarchie von individuellen 11

Familientherapie 25
Fremdhypnose 13

Gegeninterpretation 9, 41, 43, 46, 53, 68
Gesprächstherapie 19, 24, 42, 51
Gesundheitsproblem, Prädiktion des somatischen 3
Glaube ohne Antithese 26, 28, 42, 76
Glaube als Faktor der Informationsverarbeitung 7, 18, 19, 76
Glaubenssätze 151
Grundannahmen 151

Hemmung 29, 30, 55
Hypnose 12 - 22, 26, 41, 43, 47, 55, 60, 62, 76, 103, 115, 126, 172
-, manipulative Einsetzung 22

Individualisierung 10
Information 14, 16, 29
Informationsverarbeitung 7, 18, 19
Intensität 10
Interaktion, soziale 38, 49
Interpretationsmuster 21, 26, 27, 29, 30, 36, 39, 45, 52, 56
Interpretationsprogramm 26, 27, 35, 37, 38, 42
-, generalisiertes 31
-, partielles 31
Interpretationstendenz 84
Interpretationsweisen 39
Interventionsstudie, präventive 126
Inzidenz 178, 179
Inzidenzvergleich 178

Komplex, kognitiver 84, 152
-, "kognitives Struktur-Verhalten" 78

Kompromißbedürfnis 29, 30, 50, 51
Konditionierung, operante 111
-, verdeckte 1, 10, 85, 86, 111
Konflikt 74, 97
Konsequenz, Empfindung der 111
-, erlernte Wahrnehmung der 78
-, angenehme 73, 80
-, negative 62, 129
-, positive 129
-, selbstdefinierte angenehme 103
-, selbstgewählte negative 103
-, subjektiv empfundene 78, 81
-, unangenehme 73, 80
Kontingenz, in der Behandlung 10
Kontrolle 5, 11, 77, 82, 111
-, kognitive 83, 154
Krankheit 36
Kreativität 172
Krebserkrankung 128, 141
Krebspatienten 141
Kreuz-Verstärkung 59, 98

Lernen 19, 66
Lernfähigkeit 17
Lernprozeß 8, 18, 19
Löschung, verdeckte 10

Modellverhalten, kognitives 21
Motiv 6 - 9, 58 - 60, 68, 84, 97, 100, 111
-, widersprüchliches 97
Motivation 78, 81, 82, 97, 111

Onkologie, sozialwissenschaftliche 2

Problembestimmung 60
Programm 2, 3, 16 - 19, 20, 21, 26 - 30, 33, 35, 36, 39 - 41, 43, 44, 45, 51 - 56, 76

193

-, Aktualisierung des 30
-, aktives aktualisiertes 32
-, bedürfnishemmendes 30, 42, 35, 50
-, bewußtes individuelles 31
-, direktes gruppenspezifisches 31
-, einmaliges 32
-, gesellschaftliches 31
-, gesellschaftlich-kulturelles 35
-, gruppenspezifisches 31, 35
-, inaktiviertes 32
-, indirektes gruppenspezifisches 31
-, individuelles 31, 35
-, instabiles 32
-, konflikterzeugendes 42
-, kurzfristig wirkendes 32
-, langfristig wirkendes 32
-, latentes 32
-, pathogenes 44
-, stabil fixiertes 32
-, stabilisiertes 38
-, stabil offenes 32
-, übergeordnetes (generalisiertes) 54, 56
-, unbewußtes 39
-, unbewußtes individuelles 31

Programmanalyse 36
-, gruppenspezifische 44
-, kollektive 44

Programmkonflikt 27

Programmsteuerung, unbewußte 38

Programmtherapie 1, 2, 8, 21, 22, 23, 24, 26, 55, 57, 58, 68, 96, 113, 126, 140
-, wirksame Prinzipien der 10

Programmveränderung 41
-, gruppenspezifische 44
-, kollektive 44

Programmvermittlung 39, 42, 44, 46, 48, 49, 50, 51, 115, 127

-, Therapie der 43
-, interessenbezogene 41

Prozeß, familiendynamischer 77

Psychoanalyse 19, 24, 42, 51, 77, 172

Psychotherapie 51, 77, 107

Realität, stärkere 28, 29, 43, 53, 115

Rehabilitation (vgl. psychosomatische Betreuung) 149

Reizbewertung 7, 9, 16, 20, 52, 53, 58 - 60, 68, 76, 78, 81, 82, 97, 111

-, widersprüchliche 97

Reizkonstellation, subjektive Bewertung der 78

Reizsituation 78

Reizumbewertung 8, 9, 172

Risikofaktoren 3

Risikoverhaltenskonstellation 176

Sachverhalt, kognitiver 17

Selbstbeeinflussung 48

Selbstbelohnung 75

Selbstbeobachtung 75

Selbstbestrafung 75

Selbstbewertung 9, 75

Selbstentspannung 48, 103

Selbstinterpretation 11

Selbstkontrolle 75

-, kognitive 2, 12, 58, 60, 61, 63, 75, 79, 80, 99, 100, 102, 103, 111, 129, 141, 144, 154

Selbstkonzept 83, 85, 86, 127, 153,
-, kognitives 5, 9, 20, 84, 85, 152, 155, 173

Selbststeuerung 44

Sensitisation, covert (vgl. Sensibilisierung, verdeckte) 74

Sensibilisierung in der Vorstellung (vgl. Sensibilisierung, verdeckte) 74

Sensibilisierung, verdeckte 1, 2, 10, 74, 75, 82, 83, 86, 109

Sitzungsplan, wöchentlicher 102

Sozialpolitik 44

Sozialstruktur 49

Soziopsychotherapie, -RGM- 82

Steuerung, kognitive 4, 16, 17

Streß, emotionaler 182 - 184

Struktur, erwünschte kognitive 62, 63, 69, 76, 81, 100, 130

-, fehlerlernte kognitive 78, 129

-, gekoppelte kognitive 6, 73, 82, 98, 140, 152, 153

-, hemmende kognitive 98

-, kognitive 4, 16 - 21, 54, 57 - 60, 62 - 64, 68, 69, 71 - 78, 80, 82 - 85, 91, 96 - 98, 129, 140, 141, 151, 152, 154, 172

-, positive oder negative Konsequenzen der kognitiven 8

-, resultierende kognitive 4, 5, 7, 10, 85, 152, 156

-, unbewußte kognitive 5

-, unerwünschte kognitive 62 - 64, 76, 100

-, widersprüchliche kognitive 5,79

Strukturen, Entkoppelung kognitiver 6, 8, 58, 60 - 62, 64, 69, 97, 98, 140, 143, 152

--,symptombildender kognitiver 83

--,widersprüchlicher kognitiver 101

-, Neukoppelung kognitiver 6 - 9, 58 - 60, 62, 97, 140, 141

-, hierarchische Organisation der kognitiven (vgl. Selbstkonzept, kognitives)

Subjektivität 83

Suggestionstraining, kooperatives (vgl. Programmvermittlung) 26, 44, 48, 51, 62, 75, 79, 80, 111, 127, 141, 144, 154

System, immunobiologisches 33

-, "Reiz-Bedürfnis-Verhalten" 54, 55

Tagesplan 102

Therapieeffekt 77, 115

Therapieeffekt und Therapieabhängigkeit 44

Therapieplan 154, 159

These 152

Training, autogenes 14

-, sozial-interaktives 41

Traum 21

Traumbereitschaft 21

Traumfähigkeit 21

Überzeugung 151

Unbewußtes 20

Verbindung, kognitive (vgl. Motiv)

Verhalten, Bewertung der Konsequenzen des 3 ; 82, 97

-, Bewertung des unerwünschten 7

-, erlernte subjektive Bewertung und Orientierung des Verhaltens 78

-, Definition des unerwünschten 45

-, Inhalte des erwünschten 6

-, Instabilibierung des unerwünschten 6, 8, 19, 68, 73

-, Interpretation von Konsequenzen des 9

-, Stabilisierung des erwünschten 2, 3, 6, 8, 10, 19, 73, 86, 173

-, erwünschtes 6, 8, 9, 39, 46, 47, 51, 56, 58, 60, 62 - 64, 69, 73, 75, 76, 82 - 85, 103, 111, 129, 130, 141, 144, 151 - 153, 172

-, exponierendes 3 , 37

-, gesundheitsschädliches 42, 114

-, krankheitserzeugendes 54

-, neurotisches 50

-, psychopatisches 50

-, psychopathologisches 50

195

-, stabilisiertes unerwünschtes 9

-, unerwünschtes 6, 8, 39, 45, 47, 51, 56, 58, 60, 62 - 64, 69, 73, 75, 76, 83 - 85, 103, 111, 129, 130, 141, 144, 151 - 153, 172

-, wir-harmonisierendes 36, 37, 39

Verhaltensmodifikation 3

Verhaltensmuster 21, 26, 27, 29, 30, 39, 45, 52, 53, 56

Verhaltensprogramm 26, 27, 29, 30, 35, 37, 38, 40 - 42

-, Stabilisierung des 28, 43, 115

-, Inaktivierung des 28, 43, 115

-, bedürfnisäußerndes und bedürfnisbefriedigendes 35, 42

-, bedürfnishinderndes 35

-, erwünschtes 41

-, generalisiertes 31

-, partielles 31

-, unerwünschtes 41, 48

Verhaltenssteuerung 82, 76

Verhaltensstörung 35, 42, 50

Verhaltenstendenz 84

Verhaltenstherapie 25, 42, 57, 58, 59, 60, 69, 71 - 74, 76, 77, 83, 109, 112, 126

-, kognitive 1, 3, 10, 12, 14, 16, 18, 19, 22, 57, 58, 65, 68, 69, 71, 73, 76 - 79, 82, 91, 96, 97, 129, 143, 150

Verlaufstudie, kognitive 80

Verstärker 103

-, subjektive Bedeutung des 83

-, selbstgewählter 102

-, subjektiv gewählter 63, 141

-, subjektiv relevanter 130

Verstärkung 53, 62

-, soziale 64

Vorstellung 80

-, aversive 142

Widerspruch, objektiver 54

Wirkungsfaktor 8

Zeitplan, therapeutischer 102

Zusammenhang, kognitiver 5, 6, 8, 9, 173

W. F. Angermeier
Kontrolle des Verhaltens
Das Lernen am Erfolg
2., neubearbeitete Auflage 1976. 49 Abbildungen, 2 Tabellen. XI, 195 Seiten (Heidelberger Taschenbücher, Band 100, Basistext Psychologie)
DM 21,80; US $ 12.00
ISBN 3-540-07575-5

W. F. Angermeier, M. Peters
Bedingte Reaktionen
Grundlagen. Beziehungen zur Psychosomatik und Verhaltensmodifikation
1973. 44 Abbildungen. XI, 204 Seiten (Heidelberger Taschenbücher, Band 138, Basistext Psychologie – Medizin)
DM 19,80; US $ 10.90
ISBN 3-540-06393-5

J. Bortz
Lehrbuch der Statistik
Für Sozialwissenschaftler
1977. 69 Abbildungen, 213 Tabellen.
XI, 871 Seiten
DM 58,–; US $ 31.90
ISBN 3-540-08028-7

F.-J. Feldhege, G. Krauthan
Verhaltenstrainingsprogramm zum Aufbau sozialer Kompetenz (VTP)
1979. 36 Schemata. XI, 388 Seiten
DM 78,–; US $ 42.90

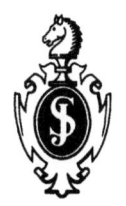

Springer-Verlag
Berlin
Heidelberg
New York

Preisänderungen vorbehalten

G. L. Lefrançois
Psychologie des Lernens
Report von Kongor dem Androneaner
Übersetzt und bearbeitet von
W. F. Angermeier, P. Leppmann, T. Thiekötter

1976. 41 Abbildungen, 10 Tabellen.
XI, 215 Seiten
DM 31,–; US $ 17.10
ISBN 3-540-07588-7

P. G. Zimbardo
Lehrbuch der Psychologie
Eine Einführung für Studenten
der Psychologie, Medizin und Pädagogik

Unter beratender Mitarbeit von F. L. Ruch

Bearbeitet und herausgegeben
von W. F. Angermeier, J. C. Brengelmann,
T. J. Thiekötter

Übersetzt aus dem Englischen
von E. Hachmann, M. Kolb, M. Langlotz,
G. Niebel, G. Wurm-Bruckert

3., neubearbeitete Auflage 1978.
227 zum Teil farbige Abbildungen,
22 Tabellen. XIV, 580 Seiten.
DM 48,–; US $ 26.40

Springer-Verlag ISBN 3-540-08719-2
Berlin
Heidelberg
New York

Preisänderungen vorbehalten

MIX
Papier aus verantwortungsvollen Quellen
Paper from responsible sources
FSC® C105338

If you have any concerns about our products,
you can contact us on
ProductSafety@springernature.com

In case Publisher is established outside the EU,
the EU authorized representative is:
**Springer Nature Customer Service Center GmbH
Europaplatz 3, 69115 Heidelberg, Germany**

Printed by Libri Plureos GmbH
in Hamburg, Germany